闭合式鼻整形

Closed Rhinoplasty
The Next Generation

编 著

Paul J O'Keeffe

主 译

刘 凯

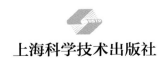

上海科学技术出版社

图书在版编目（ＣＩＰ）数据

闭合式鼻整形 / （澳）保罗·J.奥基夫编著 ；刘凯主译. -- 上海 ：上海科学技术出版社，2023.5
书名原文：Closed Rhinoplasty: The Next Generation
ISBN 978-7-5478-6055-7

Ⅰ . ①闭… Ⅱ . ①保… ②刘… Ⅲ . ①鼻－整形外科手术 Ⅳ . ①R765.9

中国国家版本馆CIP数据核字（2023）第001243号

First published in English under the title

Closed Rhinoplasty: The Next Generation

by Paul J O'Keeffe

Copyright © Springer Nature Switzerland AG, 2019

This edition has been translated and published under licence from

Springer Nature Switzerland AG.

上海市版权局著作权合同登记号　图字：09-2022-0298 号

闭合式鼻整形

编著　Paul J O'Keeffe

主译　刘　凯

上海世纪出版（集团）有限公司　出版、发行
上 海 科 学 技 术 出 版 社
（上海市闵行区号景路 159 弄 A 座 9F–10F）
邮政编码 201101　www.sstp.cn
山东韵杰文化科技有限公司印刷
开本 787×1092　1/16　印张 8.25
字数：170 千字
2023 年 5 月第 1 版　2023 年 5 月第 1 次印刷
ISBN　978-7-5478-6055-7/R · 2692
定价：98.00 元

内容提要

闭合式鼻整形是鼻整形重要的发展方向。本书基于作者 30 余年来在澳大利亚做鼻整形的经验，系统阐述了闭合式鼻整形手术的起源、解剖要点、操作技术，以及失败教训和成功经验等重要内容，并介绍了与患者沟通、手术设计、术中特殊设备的发明和应用、术后护理、并发症处理等相关知识。全书图文并茂、讲解得当，为鼻整形医生提供了一种减少创伤、治疗效果更加符合天然外鼻结构和生理功能的鼻整形手段，值得整形外科、美容外科等相关专业读者借鉴和参考。

献 词

致我的终身伴侣 Marilyn，我们的孩子 Sally、James、Victoria 和 Michael，还有我的同事。我要特别感谢诊室团队的成员 Kelly、Dani、Taki 和 Kerry 给予的巨大支持，同时为我的患者能让我成为他们的手术医生而感到荣幸。

Paul J O'Keeffe

Castlecrag Private Hospital, Castlecrag

NSW, Australia

Delmar Private Hospital, Dee Why

NSW, Australia

译者名单

主　审

李圣利　上海交通大学医学院附属第九人民医院整复外科
王先成　中南大学湘雅二医院整形美容科

主　译

刘　凯　上海交通大学医学院附属第九人民医院整复外科

译　者

（按姓氏拼音排序）

陈亚红　上海交通大学医学院附属第九人民医院整复外科
陈筑昕　上海上实医疗美容医院整形修复美容外科
傅士博　上海交通大学医学院附属第九人民医院整复外科
黄如林　上海交通大学医学院附属第九人民医院整复外科
李耀宇　大连明医汇医疗美容医院整形外科
潘楚乔　上海交通大学医学院附属第九人民医院整复外科
熊哲祯　上海国际医学中心整形美容外科
许　鹏　上海交通大学医学院附属第九人民医院整复外科
薛　珂　上海交通大学医学院附属第九人民医院整复外科
郑　毅　上海交通大学医学院附属第九人民医院整复外科
周双白　上海交通大学医学院附属第九人民医院整复外科

中文版前言

　　本书短小精悍，介绍了澳大利亚整形美容外科医生 Paul J O'Keeffe 三十余年闭合式鼻整形的临床经验。由于人口较少，澳大利亚整形美容外科医生数量不大，但是正如本书作者所说，从 20 世纪 70 年代开始，由于澳大利亚政府把整形美容外科手术治疗费用纳入全民医疗保险，该专业领域在澳大利亚出现持续的繁荣，不断涌现大师级人物。本书作者就是提出并坚持做闭合式鼻整形的几位国际著名鼻整形医生之一。

　　如本书的英文版序所说，鼻整形技术从初始鼻前庭切口的闭合式方法，发展到以鼻小柱横行切开为代表的开放式结构重组，现在似乎又有回到闭合式手术的趋势，但历史不会简单重复，而是以螺旋上升的形式发展。本书介绍的闭合式技术，是作者在对年轻尸体进行解剖的基础上提出来的，重点是鼻背、鼻尖、鼻小柱等部位的软组织调整技术。这些独到的闭合式鼻头调整和鼻中隔偏斜矫正技术虽然是应用在高加索人种的高鼻梁上的，但是对改进东方人低矮鼻子技术也有非常积极的借鉴意义，当然其实施难度会更高，因此我们在借鉴时往往需要一些逆向思维。同时，本书介绍了一些简单实用的模板技术，用于鼻整形术前测量规划、术中效果监控和术后随访复核。最后，本书提供了一些病例回顾和最长达 14 年的效果随访资料，非常有说服力地证明了其技术的可靠性。

　　希望本书能给国内同行提供一些关键的思考和启示，以发展东方人特有的鼻整形技术。

　　感谢本书的所有译者所做出的贡献。

　　撰写本前言之时正值兔年新春之际，我想以我和友人程林先生共同制作的一副春联，与国内鼻整形同仁共勉：

星河长明灯火可亲　历添新岁月　春满河山

月海永宁光影动人　史迎大变局　潮涌征程

刘　凯

2023 年 1 月

英文版序

  鼻整形术是一种常见的手术，但要能进行准确的患者评估并熟练应用技术进行鼻部重塑手术，需要对手术有较深入的理解。只有这样，外科医生才能确保手术后良好的长期结果，令患者满意。

  有趣的是，几十年来，鼻整形技术从保守的封闭技术发展到鼻尖软骨的"桶柄"放置技术，再到完全开放的方法，又回到内镜辅助技术和进一步的器械更新，包括使用超声骨刀技术，以及最近广受好评的"推回"技术。一个鼻整形医生，特别是对刚完成培训的医生来说，只有参观整形外科器械展，看到大量不同的鼻整形器械，才能真正理解鼻部重塑手术的复杂性。

  因此，阅读本书令人兴奋。我认识整形外科医生 Paul J O'Keeffe 已有四十多年了，并饶有兴趣地聆听了他在整形外科学术会议上的许多演讲，包括澳大利亚美容整形外科医师协会、澳大利亚整形外科医师协会的学术会议和专注于鼻整形的高级美容整形外科研讨会。他的演讲内容丰富，具有指导意义，且基于他从多年实践经验中得出的理念。本书令人耳目一新的呈现方式、简单明了的文字，以及适当的图解说明和案例照片，将给读者留下深刻的印象。

  本书应该进入各种图书馆，无论是个人图书馆还是公共图书馆，以帮助所有对鼻整形术感兴趣的外科医生。新手和有经验的外科医生皆可从本书中获益。

Graeme Southwick

Melbourne Institute of Plastic Surgery

Monash University

Melbourne, VIC, Australia

目　录

1

背景介绍

Introduction

1.1 早期鼻整形的经验

1970 年，在英格兰诺维奇的东安格利亚整形外科，我作为整形外科医生 Frank Innes 的助手开始了我的鼻整形手术经历。每当看到许多软骨和骨通过鼻孔被取出来的时候，我完全没有清晰的概念。

在诺维奇后来的 3 年，我自己完成了 55 例闭合式鼻整形手术，结果很一般。那时候一般认为一个手术做得比较好的鼻整形医生必须先完成 100 例闭合式鼻整形手术。现在我遇到刚完成培训的年轻整形外科医生，他们往往只完成了 1 例或 2 例开放式鼻整形手术，有的甚至还没有做过。

1.2 闭合式鼻整形而不是开放式鼻整形

本书献给那些乐于涉足或者重回闭合式鼻整形领域的整形外科医生。我希望能启发和鼓励他们做这种收益良多的手术。

1.3 澳大利亚优越的手术条件

1.3.1 澳大利亚整形外科介绍

在 1973 年的悉尼，整形外科手术刚刚兴起的时候是非常幸运的，因为澳大利亚全民医疗系统 Medibank 可以报销所有的手术费用，甚至包括美容手术。除皱、隆胸和鼻整形的费用都可以从公共资金里面支出。从那时起，美容外科进入澳大利亚外科的主流，标准和水平显著进步，技术革新也不受法律法规的限制，新的理念通过新成立的澳大利亚美容外科协会（ASAPS）传播。ASAPS 也持续助力外科技术的改进，每年的学术会议都邀请世界各地的著名外科医生做客座演讲。

1.3.2 Jack Gunter 医生

1989 年，Jack Gunter 医生是我们的客座教授。自从他那年的访问后，我就把鼻整形作为我的主要专业。和悉尼整形外科医生一样，我很少发表期刊文章。墨尔本医生要多产一些，可能因为澳大利亚皇家外科学院在他们那里。当然澳大利亚医生是没有办法和美国同行比拼个人简历的长度的。虽然文章写得少，但澳大利亚整形外科医生在他们当地的学术会议上还是经常发言的。

1.4 早期的挫折

一直到 20 世纪 80 年代末为止，我都无法精确预测鼻整形手术的最终效果。往往手术台上刚刚完成的鼻形效果看上去不错，但是手术 3 个月后，2/3 病例的形态变了。鼻尖的突出度没有了，代之以令人失望的多重鸟嘴样畸形。这是什么原因？我需要答案。

1988 年，在悉尼莫尔格，我开始尸体解剖研究，从中获得了对鼻尖不稳定原因的理解。通过有计划地改变方法，采用闭合式鼻整形手术产生了特别的可预测的结果。医生可以做出精确的鼻形改变以满足患者的意愿。

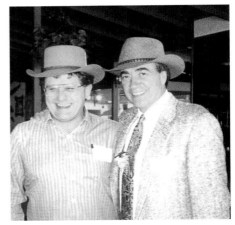

图 1.1　Paul O'Keeffe 和 Jack Gunter，1989 年 ASAPS 会议

1.5 模型鼻整形

这种新命名的手术是在术前根据患者的要求制作真实大小鼻侧面模板，术中用来精确控制鼻形变化，术后还可以作为监控鼻形变化的工具。

接下来就是对不同内容和参数进行定义和考量，然后完成一台闭合式鼻整形手术的精确设计。很多概念是新的，从没有印刷发表。当然有许多内容在 30 年前的 ASAPS 会议上发表过（图 1.1 和图 1.2）。一位墨尔本的同事曾经告诉我，因为听过我的报告很多次，他已经可以做同样的报告了。

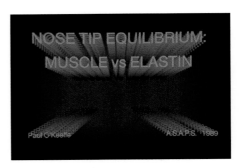

图 1.2　Paul O'Keeffe 在 1989 年 ASAPS 会议上发言的题目

2
澳大利亚的研究
Australian Research

2.1 不满意的结果（1970—1988 年）

我早期的闭合式鼻整形术的鼻尖不稳定。3 个月内形状是满意的，但当愈合反应导致的僵硬稳定后，许多鼻尖的形状会改变，发生后移及下垂。

鼻尖上区的肿胀，也被称为"鹦鹉喙"畸形，为了安慰患者，则必须给他们 12 个月内肿胀最终消失后一切都会好起来的保证。可悲的是，这有时是一个绝望的希望，因为鼻尖不可能变为令人骄傲的形状。在我看来，这个问题的原因在于鼻小柱基底的肌肉内，是由患者鼻中隔软骨尾部边缘被切除了过多的组织所导致的。一篇顺着这个思路的论文在 1988 年 ASAPS 会议上被提出，但该论文遭到了我的同事的反对。这也是我证明他们的错误的动力。

2.2 解剖年轻的尸体

我和我的护士助理获准解剖尸体的鼻小柱底部和邻近区域，这些尸体的鼻小柱底部有新鲜的组织，就像接受隆鼻手术的患者一样。他们最好是年轻的尸体，所以合适的标本并不总是可以找到的。

2.3 年长的尸体不适合做鼻整形的研究

鼻小柱足板直接位于口轮匝肌上的老年尸体被认为不适合本研究。这些变化在比较母女或父子的解剖结构时很常见（图 2.1）。

小柱基底的组织包括一对锥形的肌肉，这些肌肉来自附着在口轮匝肌前表面的纤维板（图 2.2）。它与解剖学教科书中的图解不同，那些图解显示轮匝肌从外侧向内侧脱落并插入小柱软骨。锥形肌肉是分离的结构，在老年时明显萎缩。他们插入同侧小柱足板的后内侧表面，这可以通过将足板从小柱上分离并向前拉来证明（图 2.3）。这些肌肉通常被称为降鼻中隔肌（图 2.4）。

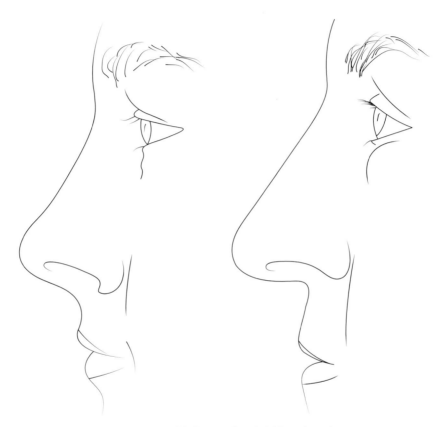

图 2.1　左侧为女儿图片，右侧为母亲图片

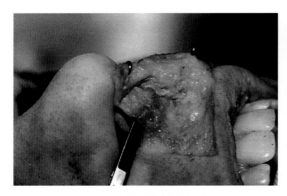

图 2.2　鼻小柱基底肌肉

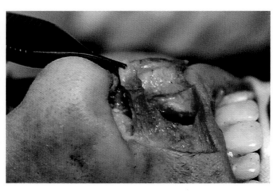

图 2.3　鼻小柱足板分离并提起拉伸肌肉

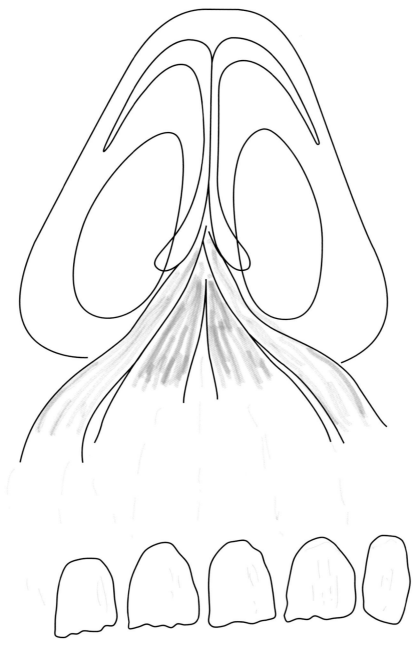

图 2.4 这里的红色肌肉通常被称为降鼻中隔肌

2.4 两组独立的肌肉被称为降鼻中隔肌

对降鼻中隔肌的解剖学描述可能会让读者感到困惑，因为该名称也用于起源于上颌骨前表面的肌肉，其深入到口轮匝肌上部的整个厚度。有趣的是，G.S. Lightoller 与悉尼大学的 A.N. Burktt 教授一起研究澳大利亚原住民的面部肌肉结构时，在 1926—1927 年的《解剖学杂志》的文章中拒绝使用"降鼻中隔肌"一词，因为两个独立的肌肉被同时赋予了这个名字。

2.5 解剖深层肌肉

我解剖这个更深的结构几乎没有发现任何肌肉。最多有几个肌节连接到一个肌腱结构，该肌腱结构在隔膜软骨的尾缘向前延伸。如果这块深层肌肉有一个功能，那就是将中隔软骨从一边抽到另一边。Elizabeth Montgomery 是 1964—1972 年电视节目"Bewitched"的明星，可以在节目中左右抽动鼻子（图 2.5）。她有一块发育良好的所谓的"深层降鼻中隔肌"（区别于我称之为"浅层降鼻中隔肌"的大圆锥肌）吗？不，主要是她的嘴唇在抽动。

2.6 浅层降鼻中隔肌是重要结构

浅层降鼻中隔肌会在收缩时将小柱向后牵拉，这个时候需要存在一个相反的机制。弹性组织的存在似乎是一个可能的解释。

2.7 寻找弹性组织

我们采集部分软黏膜，其中包含膜性鼻中隔和覆盖中隔软骨尾缘的黏膜，并在显微镜下观察（图 2.6）。银染显示平行束中存在丰富的弹性纤维，其排列与预期的浅层降鼻中隔肌的竞争者的排列完全一致。因此，小柱是动态的，通过肌肉收缩向后移动，通过

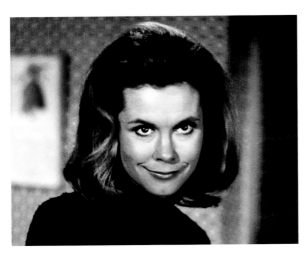

图 2.5　Elizabeth Montgomery

弹性组织回缩向前移动。这一发现解释了随着衰老而发生的变化。弹性组织的退化使得浅层降鼻中隔肌赢得了拔河比赛，在没有对手的情况下该肌肉会缩短并萎缩。

2.8 术后鼻尖的不稳定可能是切除了弹性组织所导致的

对弹性组织的无意损伤可能是鼻整形手术后鼻尖不稳定的原因。中隔软骨尾缘与上覆黏膜的切除越多，意味着对弹性回缩机制的损害越大。因此，我在做鼻整形手术时坚决地保留这层弹性黏膜袖（图 2.7）。

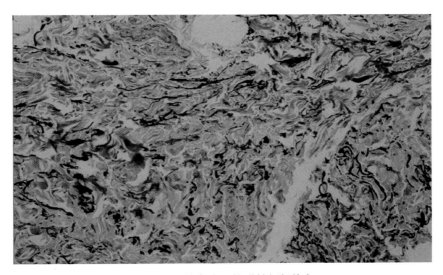

图 2.6 膜性鼻中隔的弹性组织染色

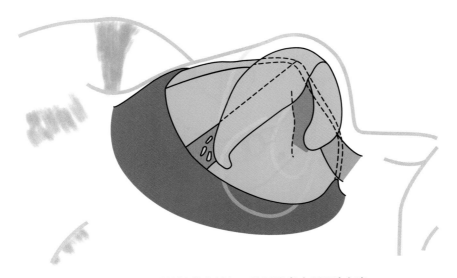

图 2.7 图中弹性袖带为绿色，浅层降鼻中隔肌为红色

2.9　鼻中隔偏曲的病因

西澳大利亚州珀斯的耳鼻喉科医生 Lindsay P. Gray 在他 1978 年 5 月 6 日发表在 *Ann Otol Rhinol Laryngol Suppl* 的文章 "Deviated nasal septum. Incidence and aetiology"（鼻中隔偏曲：发病率和病因）中清晰地描述了鼻中隔偏曲的发病率有 58%。他观察了 2 380 名出生时的白人婴儿和 5 个种族的 2 112 名成人的头骨，并得出结论，怀孕最后 2 个月和分娩期间传递的压力可能会压迫上颌骨和抬高上颚（图 2.8 和图 2.9）。从上颚到颅底的鼻高度降低，鼻中隔偏斜（37%）或弯曲（42%）。

2.10　产前鼻中隔创伤可能是后来鼻肥大的原因

胎儿鼻中隔偏曲也可能导致青春期中隔软骨过度生长，导致典型的鼻子突出。创伤可能会产生影响间隔软骨的炎症反应，导致其在青春期过度生长（图 2.10）。

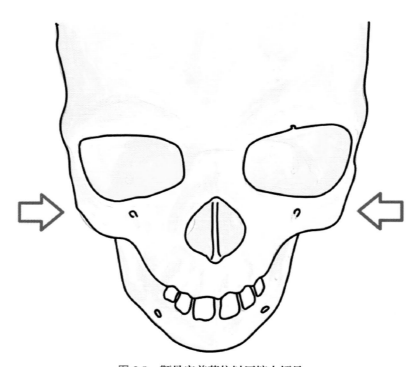

图 2.8　颧骨完美落位以压缩上颌骨

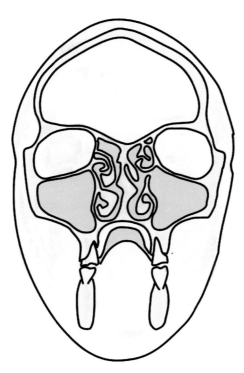

图 2.9 高腭弓和鼻中隔偏曲

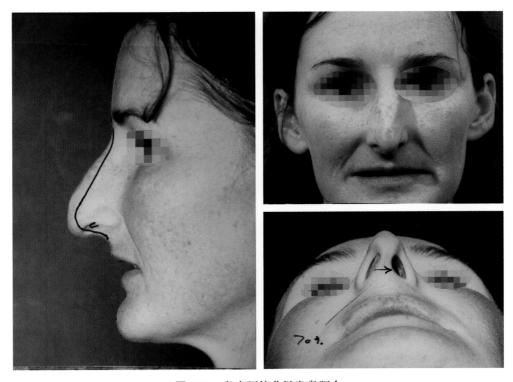

图 2.10 鼻中隔偏曲继发鼻肥大

2.11 一些同卵双胞胎有不同的鼻子

在我的实践中，我至少为 5 名有同卵双胞胎的患者做过手术。除了鼻子之外，他们是完全相同的，双胞胎中的另一个有较小的直鼻和位于中线的鼻中隔。在我看来，这证实了上述说法。

2.12 鼻中隔偏曲规律

通过对 2001—2002 年 202 名初次鼻整形患者的鼻内检查，我研究了鼻中隔偏曲的类型。198 名患者的中隔软骨是平的（图 2.11），4 名患者的软骨弯曲。在 198 块平直软骨中，97 块向右偏，72 块向左偏，20 块左右向偏，9 块没有偏离中线。

2.13 弯曲的中隔软骨很少见

与通常对中隔畸形的描述形成强烈对比的是，真正弯曲的中隔软骨数量很少，只占

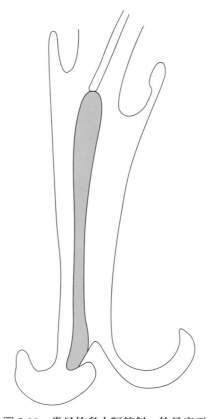

图 2.11　常见的鼻中隔偏斜，软骨扁平

总数的 2%。弯曲的软骨需要刻痕的方法拉直，但对这样一个软骨的队列来说刻痕是不合适的。将软骨重新移位到骨框架上是首选的治疗方法。

2.14 中隔软骨弯曲可能是由于产后创伤

见图 2.12 和图 2.13。

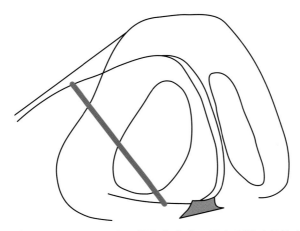

图 2.12　鼻中隔弯曲可能是由于外伤将鼻中隔推离梨状孔的锋利边缘，
使其沿红线裂开并将其推离前鼻棘（绿色）

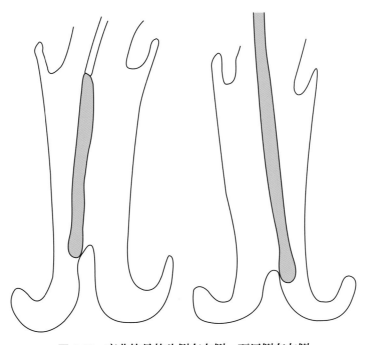

图 2.13　弯曲软骨的头侧在右侧，而尾侧在左侧

中隔犁骨处的严重弯曲与软骨过度生长有关（图 2.14）。

2.15　预测鼻中隔偏曲

由于中隔软骨以前鼻棘为轴旋转，因此可以从鼻子的偏斜情况相对确定地预测扁平中隔软骨偏向的一侧。可能的原因是由于深层降鼻中隔肌的腱性纤维阻止了软骨从前鼻棘上滑脱而导致软骨过度生长时从犁骨移位。看起来偏左的鼻子通常包含一个内部偏右的鼻中隔，反之亦然。我对麻醉医师的建议是，他们应该始终首先尝试在弯曲的鼻子偏离的一侧通过鼻管（图 2.15）。

2.16　鼻甲在宽气道中过度生长合并鼻中隔偏曲导致阻塞

鼻中隔偏曲与更宽的鼻气道内的鼻甲肥大有关。如果较大的偏曲朝向鼻腔底部，则

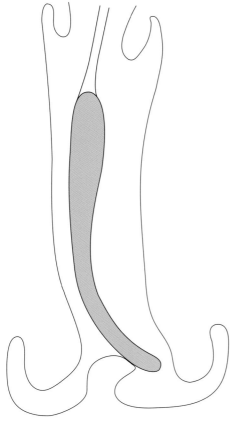

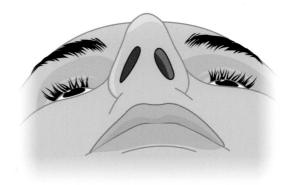

图 2.14　另一种类型的中隔弯曲是软骨过度生长引起的。这在黎巴嫩血统的人身上很常见

图 2.15　中隔软骨尾缘脱位至前鼻棘右侧。预计内部中隔偏曲在左侧，因此在右侧插管

底部气道较宽，出现下鼻甲肥大（图 2.16a）。如果较大的偏曲朝向鼻腔顶部，则较宽气道内的中鼻甲较大（图 2.16b）。

大鼻甲会产生鼻塞的感觉。这很难理解，因为它表明鼻甲已经过度补偿了它处理的增加空间。

鼻甲以循环方式在鼻腔的一侧膨胀并在另一侧收缩，因此呼吸一次在一侧鼻腔，另一次在另一侧。交换可能每隔几个小时发生一次，通常不明显。

鼻中隔偏曲和鼻甲肥大可以产生明显的鼻塞感觉，两侧相等或一侧更明显（图 2.17）。当鼻中隔偏曲不明显时，单侧有阻塞感是由鼻中隔肥大导致的。

2.17 不太常见的狭窄气道中的阻塞

当中隔偏曲严重时，单侧有阻塞感是由于气道狭窄所致（图 2.18）。

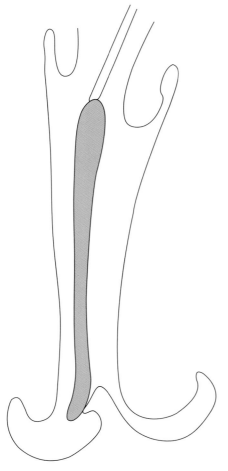

图 2.16a　左下鼻甲肥大

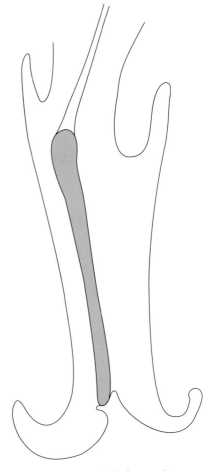

图 2.16b　左中鼻甲肥大

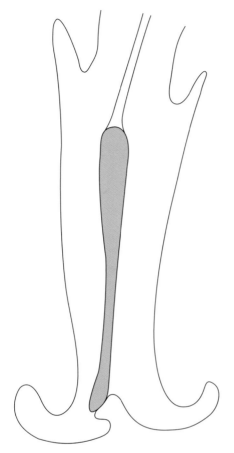

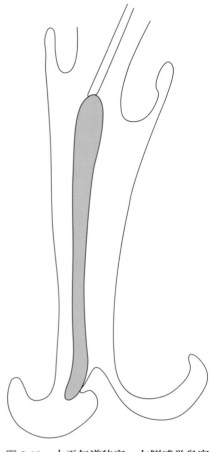

图 2.17　左侧有鼻塞的感觉，因为右侧只有中度的　　　图 2.18　由于气道狭窄，右侧感觉鼻塞
　　　　　鼻中隔偏曲

2.18　鼻中隔偏曲预测

　　基于上述内容，可以合理地通过外鼻形状预测鼻中隔偏曲的严重程度。如果阻塞在鼻子偏曲的一侧，鼻中隔偏曲是中等的；如果在另一侧，鼻中隔偏曲是严重的（图 2.19）。

2.19　鼻中隔的偏曲传递到鼻骨

　　当鼻中隔前上方严重偏斜时，偏斜侧的鼻锥体宽度可能更大。锥体底部的单侧加宽说明了软骨在骨骼发育过程中的主导地位。偏曲的软骨明显引导骨向远离自身的方向外扩（图 2.20a 和图 2.20b）。

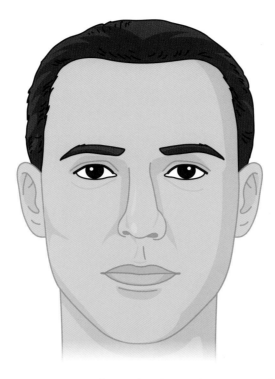

图 2.19　鼻子向右弯曲，右侧鼻腔堵塞，鼻中隔偏曲一定是中度的且向左侧

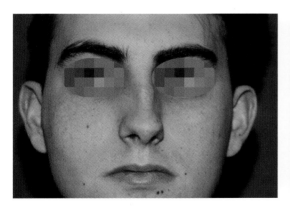

图 2.20a　鼻锥基部向右侧外扩

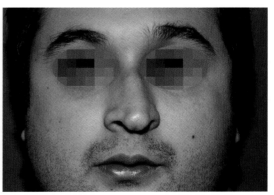

图 2.20b　鼻锥基部向右侧外扩

2.20　双侧鼻骨外扩

　　双侧宽的鼻锥基部通常与筛骨垂直板连接处的中隔软骨上部的宽度增加有关（图2.21）。该区域的鼻中隔过宽可能与鼻子两侧的气道阻塞有关。切除这个区域的中隔软骨可以大大改善气道。

2.21 产前中隔损伤在愈合反应期间是否会因增加血管化而导致肥大

鼻中隔软骨是鼻子的生长中心。我们知道这一点，因为患有鼻中隔脓肿的孩子最终可能会出现马鞍鼻。鼻中隔偏曲与青春期的鼻肥大有关。造成这种情况的原因可能是，在子宫内生长过程中，当隔膜软骨被迫离开犁骨时，隔膜的血管分布增加导致中隔肥大。在青春期，同样作为修复现象的一部分，发生的血管供应增加可能会增加中隔软骨的生长潜力。软骨变大，骨骼随之变大，因为软骨在骨骼发育上占主导地位（图2.22）。

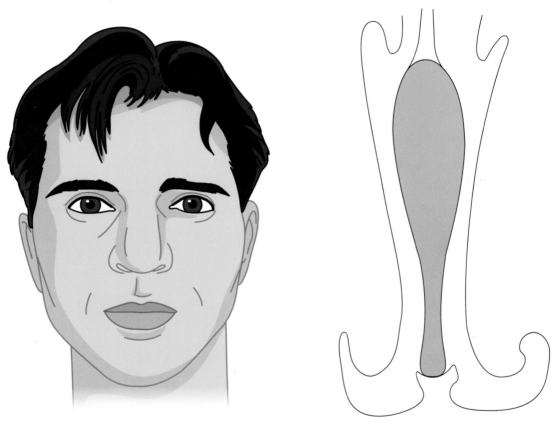

图 2.21　宽鼻锥和宽鼻中隔软骨

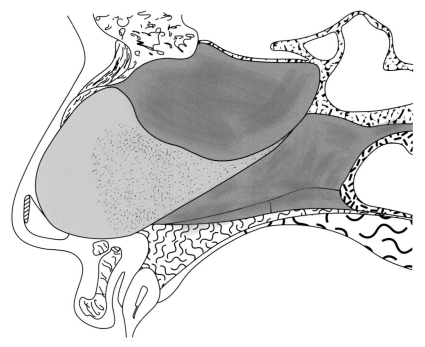

图 2.22　受创的鼻中隔可能会导致愈合反应伴有过度的血管化，最终导致鼻子的过度生长

3

鼻整形的问题和错误观念

Rhinoplasty Problems and Misconceptions

3.1 弹性组织连接鼻小柱和鼻中隔

3.1.1 外侧鼻翼韧带

以前人们认为鼻翼软骨和梨状缘之间没有实质性的联系，除了呈分开状的附件软骨。然而，包含附件软骨的外侧鼻翼韧带（图 3.1 中为棕色）是一个明确的结构。由于该韧带，我们不可能将鼻翼软骨从梨状孔的边缘拉得更远，除非患者以前做过鼻整形手术，在这种情况下该韧带可能会变松。该韧带不太可能是一个非常重要的结构，因为它仅仅支持鼻尖的重量。

3.1.2 鼻小柱韧带

Jack Gunter 描述说明了一个韧带，这个韧带将鼻小柱足踏板连接到鼻中隔软骨上。

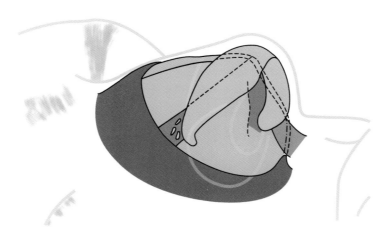

图 3.1　图中绿色的部分是弹性袖

然而，鼻小柱相对于鼻中隔软骨的较大的移动性使我确信这样的韧带是不存在的。将鼻小柱和鼻中隔之间的连接描述成弹性黏膜袖更确切。

3.2 连接鼻翼软骨和梨状孔边缘的韧带

缩短外侧鼻翼韧带会导致鼻尖向上倾斜（图 3.2），因为这个手术实际上缩短了鼻尖三脚架的外侧腿，以这种方式倾斜鼻尖可确保正常的鼻外壁张力得以维持，从而维持气道通畅。

3.3 小心地切除弹性组织以避免不稳定的鼻尖

通过切除鼻中隔软骨尾侧端的软骨和弹性黏膜使鼻尖倾斜，然后将小柱与鼻中隔缝合，这是一种历史悠久的技术。许多外科医生建议在这个技术中使用牢固的缝合线，可能是因为之前的细的缝合线折断使得鼻尖再次下降。如果缝线持续存在，使鼻尖保持抬高，鼻子就会不自然地拴在鼻尖上。正常的鼻尖是可移动的，这是一个鼻整形外科医生应该努力模仿的。当然如果缝线持续存在，外侧鼻翼韧带会松弛，吸气时气道会阻塞（图 3.3）。

3.4 小心修剪鼻翼软骨的头侧

"猪小姐"畸形（朝天鼻畸形）是由于鼻孔边缘的收缩暴露了鼻孔和鼻小柱。鼻小柱的过度暴露这一特性有时被称为"鼻小柱悬垂"。"猪小姐"畸形是在改善和调整鼻尖旋转度时过度缩窄鼻翼软骨的结果。为了重塑鼻尖，通常需要进行鼻翼软骨的头侧修剪，但如果修剪太靠外侧（鼻翼软骨修剪过窄），就无法阻止鼻翼软骨外侧部分逐渐向上移动（图 3.4）。这种变化是缓慢的，可能超过 3 年，许多患者并没有察觉到。在抬高鼻尖

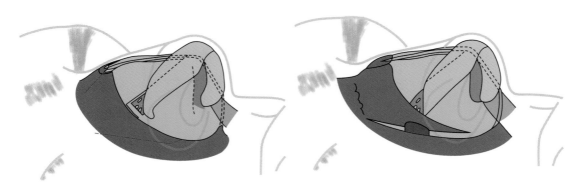

图 3.2 缩短的外侧鼻翼韧带使鼻尖翘起

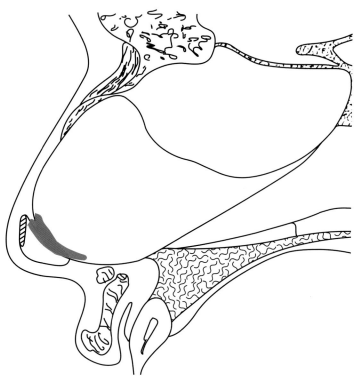

图 3.3 切除红色区域组织可以使鼻尖翘起并且固定，同时也去除了鼻尖的弹性支撑

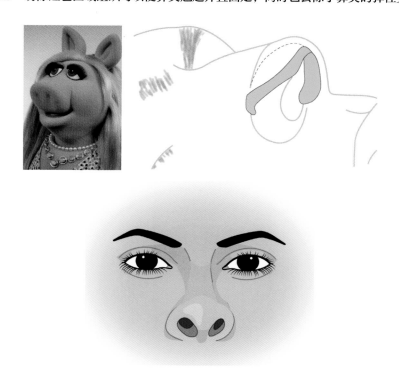

图 3.4 鼻翼软骨过度切除是有问题的

时，如果医生的观念从减少鼻翼软骨的宽度转变为减少鼻翼外侧韧带的长度，应该不会有"猪小姐"畸形的发生。

3.5 穹顶问题

3.5.1 失去对皮肤的控制

没有必要通过开放式鼻整形术将皮肤从鼻尖软骨上分离出来，以改善宽大的鼻尖。用与延长穹顶周长相似的方法同样可以延长鼻尖软骨。部分的鼻尖延长可通过有限的头侧修剪，再通过软骨边缘的放射状切开来实现。然后用肠线跨前庭缝合很舒服地将前庭尖端固定成一个令人满意的形状（图 3.5 和图 3.6）。

3.5.2 鼻尖上转折区肿胀

这对于鼻整形外科医生是一个常见的问题，但它不是一定会发生。最好在手术中将

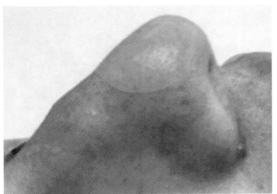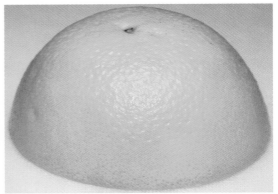

图 3.5　穹顶状的皮肤像橙子皮一样是有一定强度的

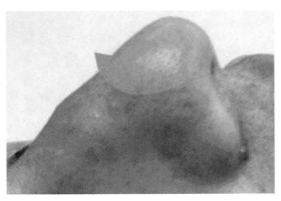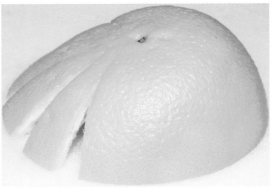

图 3.6　随着周长的延长，穹顶状的皮肤形状变平

皮肤展平拉紧而不是依靠该区域的皮肤的自行回缩。这可以通过以下方法实现：①在鼻尖上转折区通过打开剪刀的背面横向撑开以拉长皮肤来改变该处穹顶状皮肤外围的形状；②在闭合性鼻整形术中维持皮肤与鼻翼软骨的附着，并通过缩短外侧鼻翼韧带向外侧拖拽皮肤，以确保良好的软组织罩再分布（图3.7~图3.9）。

3.6 延长穹顶的周长以改变其外形

3.6.1 更容易改善鼻尖的外观

广泛游离皮肤肌肉罩甚至包括外侧截骨是不危险的（图3.10）。如果在截骨术时不剥离鼻骨下黏膜，则鼻骨可以有来自黏膜的血供。保留鼻骨上的肌肉附着区限制了软组织从背侧上的理想的再分布。解剖肌肉罩应精确地在肌肉下进行，而不是穿过肌肉，以防止在软组织内形成过度的瘢痕。

3.6.2 软组织再分布很重要

鼻锥体基底部的显著缩小使软组织在外侧截骨术中有了可延伸的地方。外侧截骨术中植入骨移植物可确保明显缩窄（图3.11）。

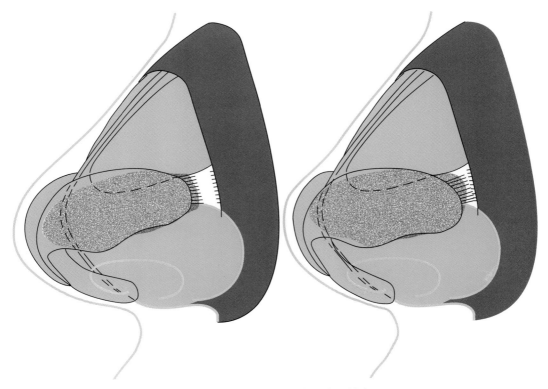

图 3.7   皮肤仍然附着在棕色斑点区域上

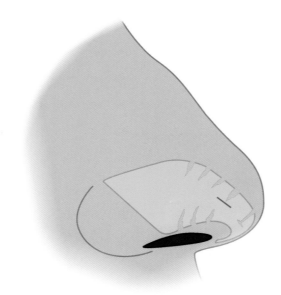

图 3.8　软骨边缘的放射状切开和有限的头侧修剪，当缝合线（绿色）压住鼻尖时，边缘切口展开

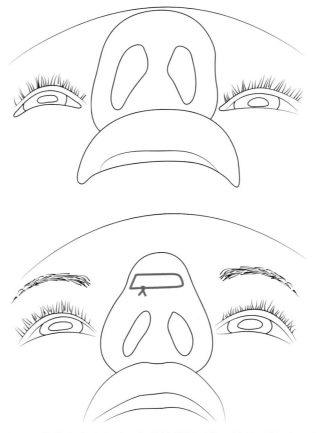

图 3.9　术前咨询及术后 8 年随访模拟图像，缝线早就不见了

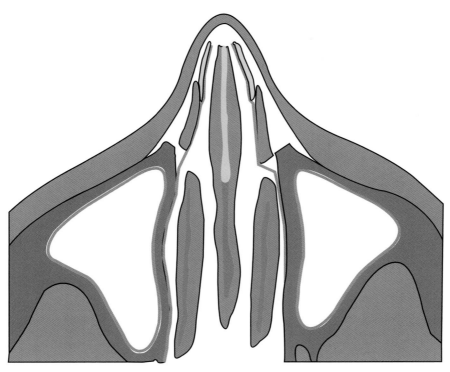

图 3.10　软组织的广泛分离有利于它们在鼻锥上重新分布

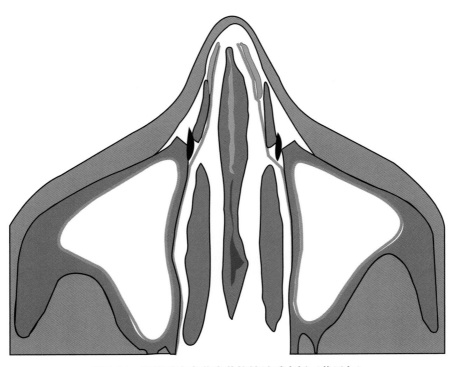

图 3.11　移植骨来自非常薄的筛骨垂直板（蓝黑色）

3.7 骨移植物在外侧截骨中的应用

开放式鼻整形和软骨释放技术是目前常用的技术。开放式鼻整形术一个明显的问题是把皮肤从鼻翼软骨上分离，这样就无法利用皮肤对软骨的牵引作用。在软骨释放手术中，将鼻翼软骨从皮肤上分离时也会发生这种情况。皮肤的重新分布将不得不依赖于外部胶布固定。从鼻翼软骨上分离皮肤也可能对鼻尖有削弱作用。如果没有放置鼻尖移植物，开放式鼻整形术后的鼻尖通常会比术前柔软得多。保留皮肤和软骨间的连接可以提供其一定的强度，正如胶合板之间的胶黏剂维持着胶合板的坚固性。这种鼻尖软化现象是否是开放鼻整形术中通常要进行鼻尖软骨移植物的原因之一呢？当然，放置移植物的主要理由是为了改变鼻尖的形态，使其更加突出，但是在这个过程中也会使外形变大，这往往是部分患者对手术效果不满意的原因。

3.8 分离鼻尖皮肤是有问题的

开放式鼻整形术的另一个问题是医生担心鼻小柱皮瓣的血供受损而不愿广泛地从鼻骨上剥离软组织。这将限制把多余的软组织从鼻尖上转折区转移的可能性。

3.8.1 降鼻中隔肌

早在 20 世纪 20 年代，G.S. Lightoller 认为降鼻中隔肌这个名字不准确，因为它指的是两块独立的肌肉（图 3.12）。这个名词使一些鼻整形外科医生感到困惑，因为当他们广泛阅读以后发现，一些外科医生将其指的是深层肌肉，而另一些人指的是浅层肌肉，有时在同一本书上同时存在这两种说法。不仅如此，这些肌肉的收缩会移动鼻尖，但通常不是像往常描述的那样。

3.8.2 令人困惑的降鼻中隔肌

降鼻中隔肌下拉鼻尖的功能经常被外科医生和患者所描述，但是并不常见。所看到的其实是一种假象。不是鼻尖向下移动了，而是嘴唇和后鼻在微笑时向上移动了。如果依次（动态地）将侧面照片叠加在一起，就可以清楚地看出到底发生了什么。上唇向上移动，露出上牙，上唇也向后移动，因为上颌骨的前表面向后上方倾斜。嘴唇皮肤是垂直的，但是上颌骨是向后上方倾斜的（图 3.13）。因此，上唇的顶部要比边缘厚得多。

3.9 鼻尖真的会下垂吗

当口轮匝肌从一边到另一边收缩时，会产生一个向后的力对抗上颌骨前表面的倾斜，

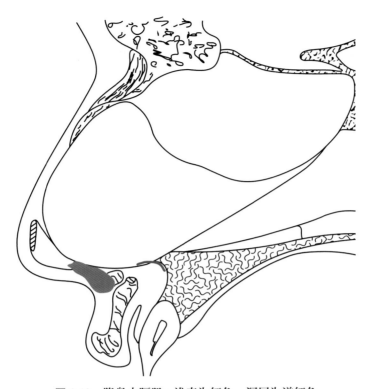

图 3.12 降鼻中隔肌：浅表为红色，深层为洋红色

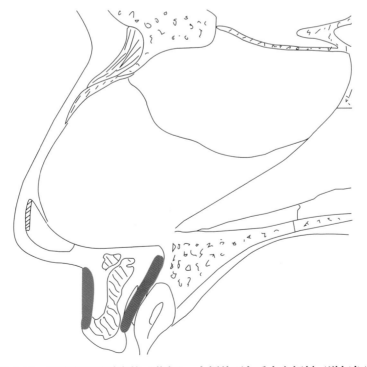

图 3.13 唇前表面是垂直的（蓝色），上颌前面向后上方倾斜（洋红色）

所以嘴唇会向上移动。

3.10 捕牛者效应

3.10.1 表浅的降鼻中隔肌与口轮匝肌一起运动

表浅的降鼻中隔肌的收缩将鼻小柱往后拉，但在我进行的尸体解剖中发现，降鼻中隔肌从口轮匝肌上的纤维板中出现（图 3.14）。口轮匝肌和降鼻中隔肌在微笑时带着鼻小柱一起向上运动，有时运动很远。

有手术术式描述通过上唇沟横断肌肉来纠正鼻尖下垂。如果被切断的是降鼻中隔肌，那么它是深部的降鼻中隔肌，并且从长远来看，很难想象会产生多少变化。当考虑以下现象时，术后即刻的肿胀肯定会阻碍微笑时上唇的向上运动。

在上颌骨前中线的前上方，就在前鼻棘的下方，放置一个小的移植物，会大大阻止嘴唇向上移动（图 3.15）。我之前放置这样的移植物来减少牙齿的显露，但是效果太过明显，患者要求去除移植物。我对这个机制的理解是口轮匝肌从两侧的蜗轴向前拱，在微笑时横向收缩，顺着上颌骨往上滑，就像被火车撞到的奶牛会爬上捕牛器一样。放置移植物的目的是使上颌骨的前表面在中线处更垂直，以便减少肌肉的横向张力产生的向上矢量。

3.10.2 前鼻棘

许多医生建议切除这个结构来改变鼻小柱－上唇角。然而，前鼻棘与鼻小柱基部的关系并不密切，口轮匝肌在它们之间。具有一个巨大的前鼻棘的患者很少见。大多数情况下，前鼻棘的大小都在正常范围内，而鼻中隔软骨的尾侧端向前向下生长，在小柱基部很容易触及。

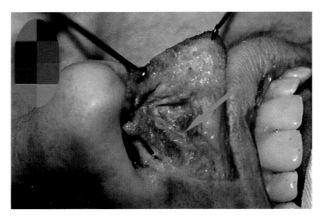

图 3.14　口轮匝肌和表浅的降鼻中隔肌之间可见白色的纤维板

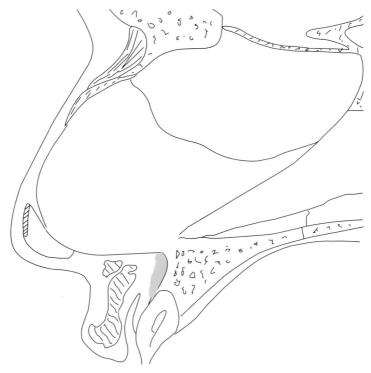

图 3.15 改变上颌骨坡度的小软骨移植物在图中被标为黄色

3.11 内鼻阀的作用

3.11.1 内鼻阀

悉尼耳鼻喉科医生 Patrick Bridger 在梅奥医院获得了最佳论文奖［*Arch Otolaryngol*，1970；92(6)：543–553］。他通过压力测量和在鼻内衬上涂抹不透射线的粉末来研究鼻气道。他观察到鼻子的两侧在呼吸时摆动并提出了 Starling 阻抗的存在。正因为他很容易地看到了内鼻阀，使得研究内鼻阀成为了他的理论的重点。他的观点被普遍接受，用来解释鼻整形术后鼻部的阻塞。我持不同的观点，我认为外鼻阀在术后鼻阻塞中更重要。

内鼻阀的缩窄引起了气道问题这一观点，推动了撑开移植物的发展。这是对的吗？当要求患者指出阻塞的确切位置时，他们通常不会指出内鼻阀的区域。它们指向外侧鼻翼韧带。他们可以通过 Cottle 试验向外侧拉侧鼻韧带，并感受到极好的气道改善。

3.11.2 内鼻阀对气道很重要吗

内鼻阀是上外侧软骨尾侧端与相邻的鼻中隔软骨之间的空间（图 3.16）。当向鼻子里看的时候，内鼻阀很容易被看到。但并不意味着，仅仅因为内鼻阀很容易被看到，气流的方向就是那样的。空气分子沿着一个压力梯度运动，将空气吸入鼻子的负压来自胸部。

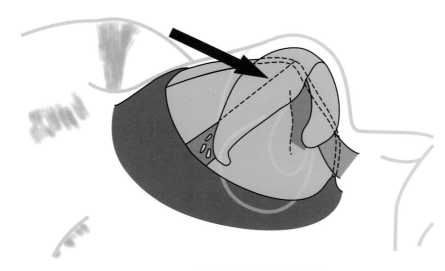

图 3.16　上外侧软骨和内鼻阀很靠前

因此，空气的主流部分更有可能流向鼻腔底部（鼻腔通道更宽），而不是鼻腔前部（鼻腔通道更窄）。从侧面看，上外侧软骨与梨形边缘的前半部分相连。外侧鼻翼韧带附着在梨状孔边缘的后半部分。在改善鼻阻塞方面，通过部分切除拉紧外侧鼻翼韧带，比用撑开移植物将上外侧软骨的前附着点稍微向外侧移动更有效。撑开移植物可以改善鼻气道，但它的作用不是通过改变内鼻阀。撑开移植物通常延长软骨性鼻背的全长，以便于将它们与远端的鼻中隔软骨缝合。移植物的远端部分可以挤压鼻翼软骨，使其稍微扩张。这会增加外侧鼻翼韧带的张力，从而改善鼻气道。

还有另外一个关于内鼻阀的难题。为什么有患者会抱怨一侧鼻子阻塞，而这一侧鼻子有一个宽的内鼻阀？患者没有弄错，是医生认为患者将两侧混淆在了一起，因为医生认为堵塞一定是在内鼻阀狭窄的一侧。医生应该考虑到外侧鼻翼韧带并检查其（引起鼻阻塞的）可能性。

3.12　Pitanguy 韧带

鉴于 Pitanguy 提出了一个皮 - 软骨韧带的存在（*PRS*，95：790–4，1965），但它在未经手术的鼻子中似乎不存在，因为鼻小柱的向前移动产生了以外侧鼻翼韧带为旋转轴的鼻尖旋转。如 Pitanguy 之前所描述的，一个皮 - 软骨韧带（Pitanguy 韧带）会更牢固地拴住鼻尖，也许 Pitanguy 韧带是瘢痕组织。

4

突出鼻的解剖学

Anatomy of the Prominent Nose

要求减少鼻突出的患者总是伴有鼻中隔偏曲和与之相关的鼻甲肥大。据报道，大约 60% 的人会发生鼻中隔偏曲，但鼻突出的人的发病率似乎要高得多。出生前，对鼻中隔的生长的干扰可能导致青春期鼻中隔的过度生长。Lindsay P. Gray（西澳大利亚州珀斯市）的研究将在涉及澳大利亚的研究的章节中提到。

4.1 两种类型的产前创伤

Gray 提出有两种类型的产前创伤会改变鼻子的形状。

4.1.1 早期创伤

第一种类型的创伤可能发生在出生前 1 个月或 2 个月，并且包括了施加到两侧颞部即面部最宽处的压力。该压力给面部塑形，压迫使柔软的上颌骨形变并使上颚弓上提；鼻底被向上推，鼻中隔软骨在或从犁骨上脱位（图 4.1 和图 4.2）。

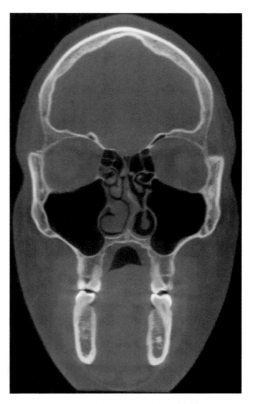

图 4.1　高腭弓与鼻中隔偏曲

4.1.2 鼻中隔软骨内部发生偏斜，并在鼻前棘上旋转

在鼻前棘处无法发生向前错位，因为此处的软骨在牙弓上方，并且由可能是部分降

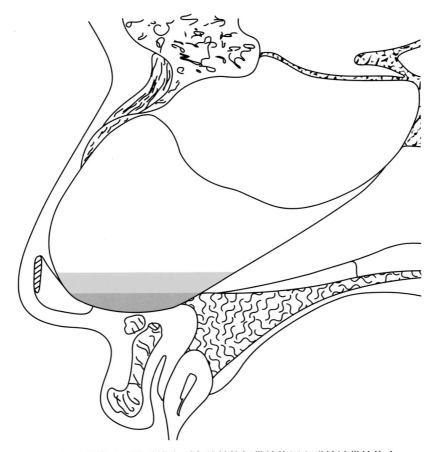

图 4.2　将鼻中隔软骨锚定到鼻前棘的韧带结构深入弹性袖带结构中

鼻中隔肌深头的肌腱纤维固定在原位。

4.1.3 晚期创伤

第二种类型的创伤发生在分娩过程中，并使新生儿的鼻子发生暂时性的弯曲（图 4.3）。这种弯曲通常在出生后的第 2 天或第 3 天消失。

4.2 早期对双侧颧骨的压力导致多种结果

出生时的压力会将新生儿的鼻子推向一侧长达 1~2 天。早期创伤可遗留鼻中隔与牙弓的永久性异常。鼻整形患者通常会接受正畸治疗以扩大牙弓。鼻中隔偏曲可能导致鼻子的一侧或两侧堵塞，可能导致夜间张口呼吸。这可能会影响扁桃体，并可能导致扁桃体炎病史。如果患者在床上躺在与较窄的鼻气道相对应的一侧，呼吸通常更容易（图 4.4 和图 4.5）。在那个体位，较宽的一侧气道在最上方，其内部的鼻甲收缩，而通常位于下

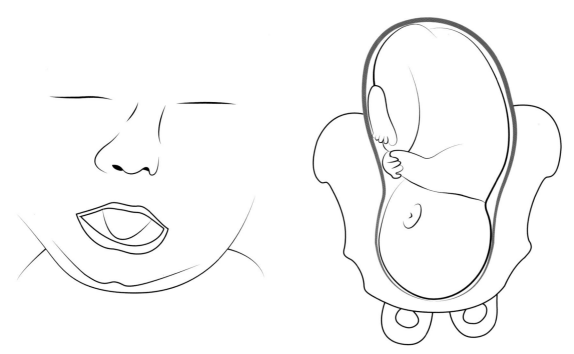

图 4.3　新生儿的鼻子向右弯曲，典型地见于左枕前分娩

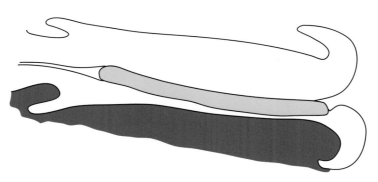

图 4.4　靠右侧躺——气道通畅

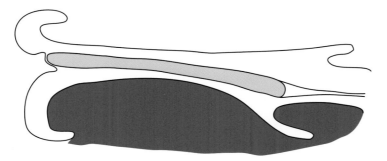

图 4.5　靠左侧躺——气道狭窄

方的气道的鼻甲容易肿胀。

4.3 偏曲的鼻中隔软骨在青春期变得肥大 —— 一个可能的原因

在青春期，鼻中隔偏曲似乎会导致鼻骨架肥大，尤其是鼻中隔软骨肥大，这时鼻骨也会随着软骨扩大。如果软骨仅在犁骨上半脱位，则其生长会显示得特别明显，因为软骨紧接着就会向前方生长。鼻背变得突出，特别是在软骨部分。鼻骨在尾侧端也会随着软骨向前生长（图 4.6）。

青春期软骨生长的机制尚未得到解释，但它在出生前受到创伤的结构中发生，因此属于一种愈合反应。愈合反应涉及炎症的初始阶段，并且会增加该处的血管分布（图 4.7）。也许这里有一些与帕克斯韦伯综合征血管化增加和肥大往往同时发生相同的机制。

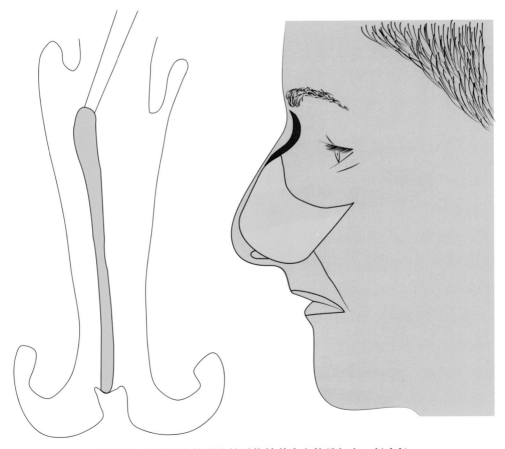

图 4.6 向前生长的脱位软骨拖拽着上方的骨与它一起生长

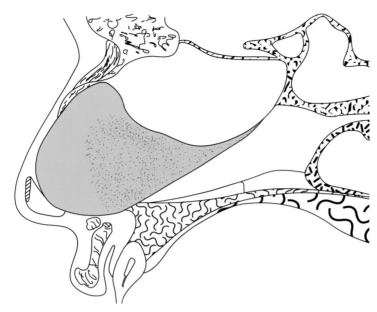

图 4.7   炎症可能影响图中红色斑点部分

4.4 同卵双胞胎的案例具有启发性

鼻中隔偏曲导致鼻肥大的进一步证据是具有同卵双胞胎兄弟（姐妹）的患者的经历。我已经治疗了至少 5 名这样的患者，虽然患者的鼻子肥大且有鼻中隔偏曲，但其双胞胎兄弟（姐妹）的鼻子正常且没有偏曲。在某些阶段，也许在怀孕 7 个月之前，他们是相同的，然后其中一个人发生了一些问题导致了鼻部的异常。

4.5 脱位的鼻中隔软骨改变邻近的骨骼

如果鼻中隔软骨从犁骨中脱位，则它会在犁骨旁边脱位的一侧向下生长，并牵引其上的鼻骨朝向它脱位的方向（图 4.8）。鼻背的向前生长可能不太明显。在软骨体的后端可能会形成骨刺。这可能是脱位的一侧骨膜下血肿并骨化的结果。骨刺坚实呈圆锥形，顶端尖锐，可长达 10 mm。

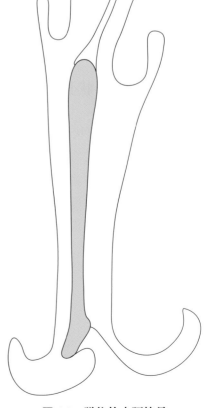

图 4.8   脱位的中隔软骨

4.6 鼻中隔软骨几乎总是扁平的，没有弯曲

通常，鼻中隔软骨是平坦的而不是弯曲的，因此一侧会有狭窄的气道，另一侧会有宽阔的气道。鼻甲可以在宽阔的气道内自由生长，神秘的是为什么它们会生长到超出鼻气道循环功能所需。较宽气道中的鼻甲明显过度生长，因为患者经常抱怨那一侧气道阻塞。

通常平坦的鼻中隔软骨以鼻前棘为转动点，因此鼻中隔在鼻前棘后上方偏向一侧，并且在鼻前棘前上方偏向另一侧。当鼻子在青春期生长时，它向前生长并增加了肉眼可见的鼻弯曲。许多患者在照镜子时没有注意到弯曲，因为他们习惯了镜子中自己的外表。但他们肯定会看到自己照片中的弯曲，因此，许多人不喜欢拍照。他们认为自己不上镜，甚至可能撕掉照片！

4.7 增生的鼻中隔软骨向前推动嘴唇——一个紧张的鼻子

鼻中隔软骨的向前生长可以将鼻尖向前拖动并改变上唇的轮廓。如果通过鼻整形术降低鼻背，则鼻尖会回到弹性黏膜套可以平衡唇部肌肉拉力的位置。其他条件相同的情况下，这一点可能等同于青春期前的鼻小柱位置。这是一位经验丰富的外科医生比新手更能判断的鼻整形术的变量之一。这种鼻子通常被称为张力鼻。

4.8 鼻尖形状具有家族遗传性，而其位置根据韧带伸展的不同而改变

鼻尖的实际形状和形态在青春期不会改变，只是其向前的位置可能会改变。鼻尖形状通常表现出其父方（或母方）一方的特点，许多患者很乐意保持这种形状。鼻中隔软骨在生长过程中将鼻尖向下和向前推。较好的策略是在保留弹性黏膜的同时从尾侧缘切除软骨。外侧鼻翼韧带会由于鼻尖的向前和向下移位而被拉伸，因此在鼻整形术过程中必须缩短它们，特别是若手术目标是将鼻尖恢复到其青春期前的位置（图4.9~图4.14）。

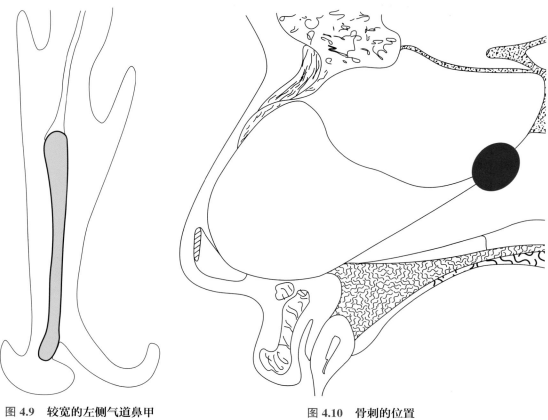

图 4.9　较宽的左侧气道鼻甲
　　　　肥大

图 4.10　骨刺的位置

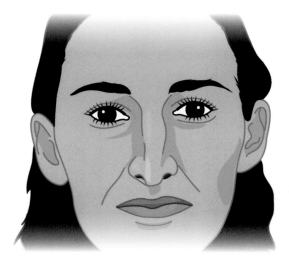

图 4.11　一个非常突出的、向右偏曲的鼻子

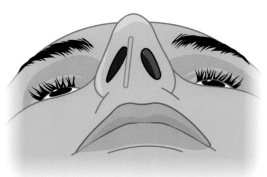

图 4.12　软骨尾侧缘偏离中心

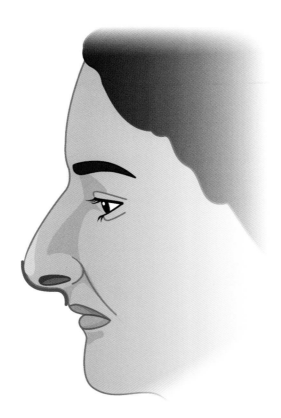

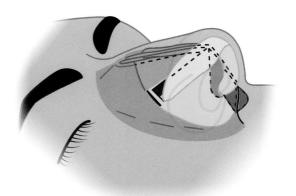

图 4.13　一个紧张的鼻子，鼻尖被大的鼻锥   图 4.14　拉伸的外侧鼻翼韧带（棕色）已被缩短
向前拖动

5
患者的意愿
Patients' Desires

5.1 满意青春期前鼻子的形状吗

许多患者担心缩小鼻整形术后鼻子的形状，新鼻子适合他们吗？当他们回想一下在青春期之前小鼻子的样子，如果那是一个适合他们脸型的小鼻子，他们就会对手术效果有信心。

5.2 鼻部椎体是最常见的问题

他们的鼻尖可能已经是一个很好的形状，所以鼻尖部分没有什么需要调整的。问题在于过度生长的鼻椎体可能会在不改变形状的情况下将鼻尖向前和向下推。因此，手术通常的目的是纠正青春期的鼻部椎体的过度生长。

当患者被问及鼻子的哪些特征令他们不快时，他们最常见的主诉是鼻背驼峰。其他人可能对鼻子的轮廓外观感到满意，但对鼻部椎体和（或）鼻尖的宽度有些诉求。有些人抱怨鼻子弯曲，呼吸困难，尤其是在晚上的时候。

5.3 已知的不良鼻整形结果

许多患者知道或认识那些做过鼻整形手术的人，他们的术后外形可能并不好。鼻子看起来不正常，看起来像是"做坏了的鼻子"。当被要求描述使鼻子看起来正常或接受过手术的鼻子的特征时，大多数情况下他们都不知所措。他们只能分辨出鼻子的大致形状是好还是坏，却不能准确说出区别在哪里。

5.4 杂志剪报很有用

为了克服这个问题，可以让患者带着照片再来第二次咨询，那是很有帮助的（图5.1）。这些照片患者可以从杂志上剪下来，或者是从互联网上下载下来，他们认为鼻子好看的模板。当然，这也不是一件容易的事！

5.5 不要寻找和你长得相像的人

患者对于去寻找一些剪报照片来进行第二次咨询的要求通常的反应是这样的："我如何知道另一个人的鼻子适合我？"然后患者被告知，他们带来了照片可能因为他们的鼻子很好看而被选入一组，这些会成为患者的金标准。

5.6 讨人喜欢的鼻子有共同的特征

患者最好能够这样理解，如果他们想象把 100 人聚在一起，并让患者选择 10 个鼻子最漂亮的人。然后 10 人被带到单独的房间，患者再剔除 5 人，留下最好的 5%。这将会是 5 个不同的人，5 张不同的脸，但他们的脸型看起来跟患者的不一样。但是他们确实都

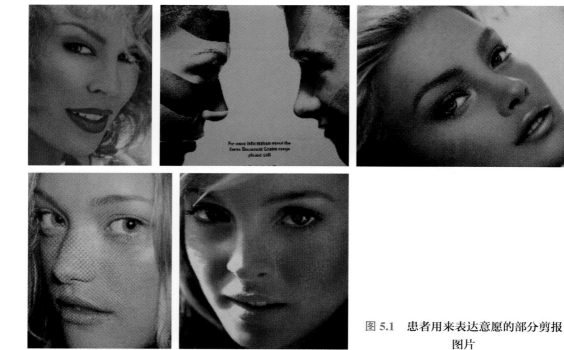

图 5.1　患者用来表达意愿的部分剪报图片

有很适合他们脸的好看的鼻子。鼻整形术后，患者需要想象他们可以留在这一组，而不会被剔除。他们带到第二次咨询中的剪报或图片是可能属于这一群体的人的照片。这澄清了目标，但找到真实侧面鼻子好的人的照片仍然是一项任务。

患者收集的剪报显示出共同的特征，如鼻根在睫毛水平，上唇和鼻尖的突出度相似，鼻子的整体轮廓在女性中均匀地被矩形卡片的角遮挡（图 5.2），而在男性中则不完全如此。也就是说，整体鼻尖角度可以认为是女性 90°，男性 80°。

5.7 鼻尖 90° 角是年轻的表现

90° 鼻尖主要见于年轻人，他们还没有经历小柱随着年龄的增长而逐渐退缩，当然，同时伴有连接小柱和中隔软骨的弹性组织强度减弱。一个好看的鼻子的其他特征包括在鼻锥体的中 1/3 显示强度的外观，在鼻椎体中间和鼻尖之间的连接区域没有肿胀，并且在正面视图上看不见鼻孔（图 5.3）。

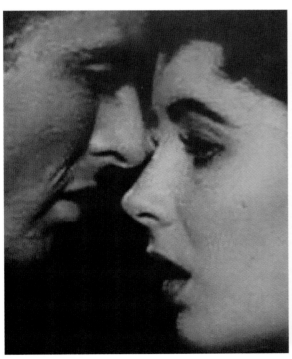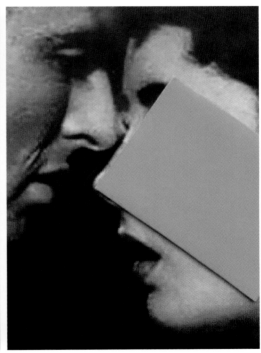

图 5.2　Elizabeth Taylor 和 Montgomery Clift，一张扑克卡片可以完全遮住 Elizabeth 的鼻子

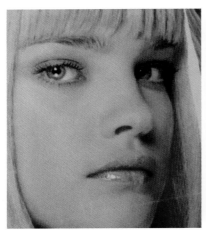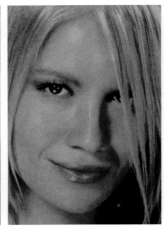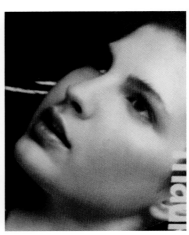

图 5.3　强大的鼻中 1/3 可以遮蔽鼻孔

6
新的策略
New Strategy

30 年前，我采取了一种不同于以往的隆鼻手术策略。随着时间的推移，该策略中又增加了一些额外的元素。

尊重患者意愿：我看了许多要求做再次鼻部手术的患者。他们对之前的手术不满意的原因在于手术结果与他们想象中的有差异。没有带图例的术前讨论，手术医生只是说："交给我吧，我知道什么适合你。"许多有此经历患者的鼻子被过度缩小，超出了他们原来的想象。

6.1 患者究竟想要什么

我们应该尽一切努力在手术前准确地确定患者所希望的鼻部外形并遵循这一目标，而不是将医生所喜欢的鼻部形态强加给他们。前一章讨论了使用杂志剪报和临床照片来实现这一目标。有些患者更愿意完全听从我的意见，但是我的回答是必须让他们首先发表意见！

可以在真人大小的侧面照片上进行术前精准规划，来确定从一个过于突出的鼻子上面所需去除的精确的组织量（图 6.1）。这将在后文进行讨论。

6.2 精准手术的手术档案模板工具

我最初的一些尝试在术中测量我对鼻部轮廓所做的改变量的方法并不成功。因为一旦有组织被切除，原先的鼻背就不存在了，所以也没有可以测量的基础用来指导进一步的切除。我的解决方案是从前额上放置一个轮廓模板（图 6.2），并在该模板上绘制了一个位置标记。这个模板的一面是切割成隆鼻前的轮廓，而另一面则是切割成期望中鼻轮

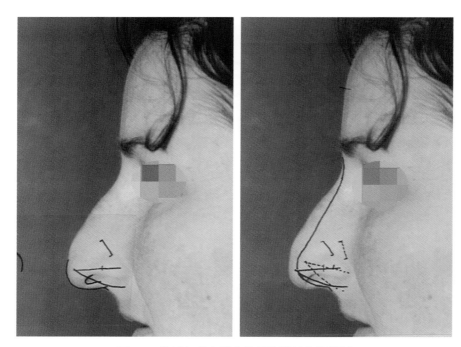

图 6.1　使用与真人等大的照片进行术前规划

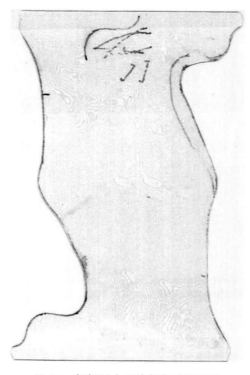

图 6.2　根据以上照片制作成的模板

廓的样子。该模板可以被消毒并用来核实逐渐减少的轮廓。只要模板与鼻形匹配，就不会再切除更多的组织。

6.3 张力鼻时注意鼻尖支撑的变化

在青春期鼻中隔过度生长之前，鼻尖通常是自支撑的。青春期过后，突出的鼻背可能成为向前牵引的因素，我们可以称之为张力鼻。如果降低了鼻背，鼻尖将退回到由作用在鼻小柱上的弹力和肌力平衡所决定的位置。如果这就是所期望的位置，那么就不应采取任何措施来改变弹性袖套与中隔软骨的连接。鼻尖可以在手术中从软骨中游离出来，然后缝合回原位。贯穿切口可以避免。

6.4 鼻小柱－上唇系绳

重视弹性袖带的策略保留了自然的鼻尖突出度，并避免了使用鼻小柱支撑移植物。

如果为了视觉上延长上唇轮廓而修剪鼻尾缘，由于浅表降鼻中隔肌和覆盖它表面的皮肤的变化，鼻小柱也会受到同样的后退。皮肤会对抗延长，所以它就像一条系绳。在规划照片上很容易计算出鼻小柱可能倒退的量（图 6.3～图 6.7）。

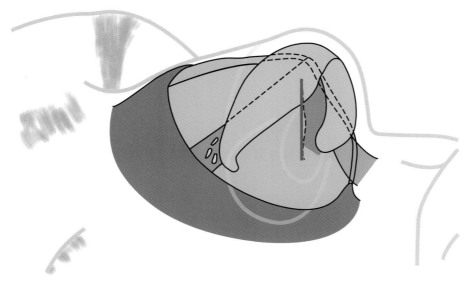

图 6.3　在弹性袖带边缘做切口保留袖带

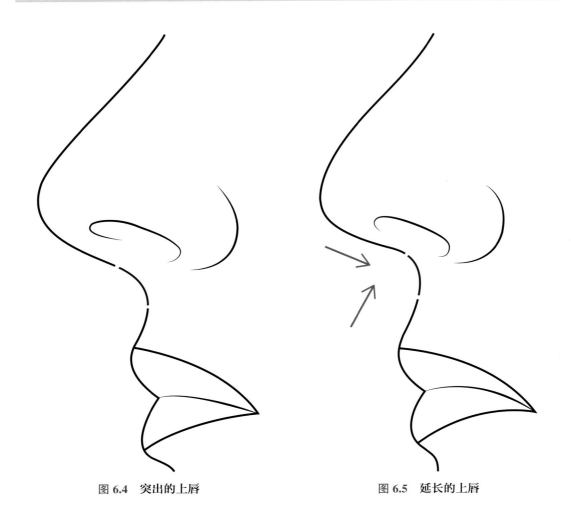

图 6.4 突出的上唇   图 6.5 延长的上唇

6.5 纠正鼻中隔偏斜

6.5.1 通过鼻中隔成形术保留鼻中隔软骨，而不采用黏膜下软骨切除术

保留软骨的深度可降低鼻塌陷的风险并更强健地维持在居中的位置。软骨翻转到犁骨的另一侧并可以锁定到该位置。可以在软骨－犁骨连接处上方缝合软骨移植物，通过放置可以保留 2 周的 Doyle 鼻中隔夹板能够提供额外的稳定性。

几乎每个准备接受去除组织型的鼻整形术的患者都有一定程度的鼻中隔偏斜。如果鼻锥在其底部显著变窄，则鼻中隔必须居中。与黏膜下鼻中隔软骨切除术相比，鼻中隔成形术更能保护鼻支架结构，因此这是首选的手术。

6.5.2 纠正鼻甲肥大

鼻中隔偏斜会导致单侧鼻甲肥大。鼻甲在调节吸入的空气、将其加热至体温并将其

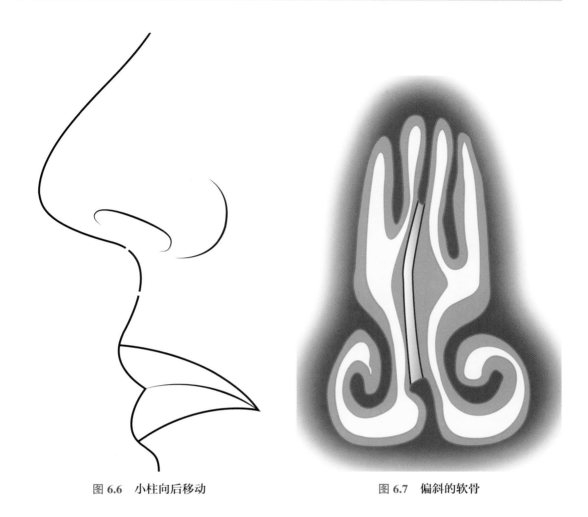

图 6.6　小柱向后移动　　　　　　　　图 6.7　偏斜的软骨

加湿至 100% 湿度等方面发挥着重要作用。因此，鼻甲切除应该是保守的，包括骨性的切除以及最少量的软组织切除（图 6.8~ 图 6.10）。

6.6　骨移植

6.6.1　鼻背骨移植物

骨移植物可以放置在骨性鼻背减低的位置，以防止鼻骨顶开放后容易触及以及鼻整形术多年后经常出现的骨萎缩。用薄的垂直板骨移植物连接两个鼻骨可使骨骼重塑，最终模拟成正常的骨性鼻背。或者，也可以按照 Fethi Orak 的建议，将来自鼻背的碎骨移植到鼻背上 [*Aesthetic Plast Surg*，2013 Oct；37（5）：876-81]。

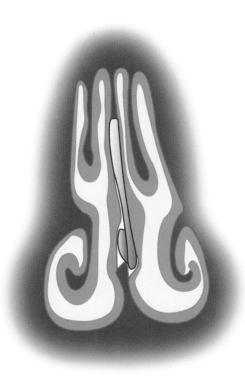

图 6.8　纠正的中隔软骨以及移植物

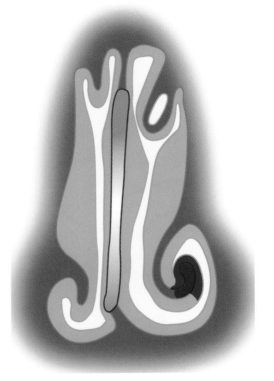

图 6.9　下鼻甲黏膜切除（红色）、骨切除（深蓝色）

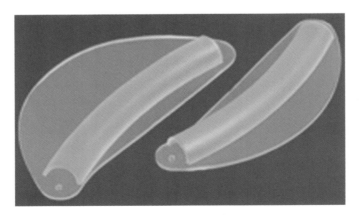

图 6.10　Doyle 夹板

6.6.2　外侧截骨骨移植物

　　放置在外侧截骨术中的薄的垂直板骨移植物的一部分有望产生稳定的骨折位置并形成更坚固的骨骼（图 6.11 和图 6.12）。

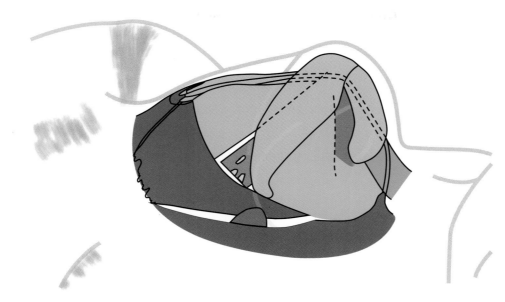

图 6.11 外侧截骨术中的垂直板骨移植物（淡蓝色）

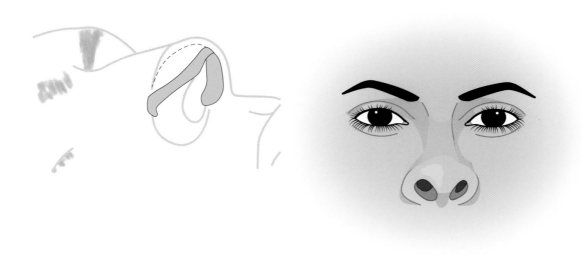

图 6.12 "朝天鼻" 畸形的鼻翼软骨宽度过度减少

6.7 重视解剖

　　避免支撑移植物和过度的头侧切除：天然鼻子没有鼻小柱支撑移植物，因此应避免使用它们。正常的鼻尖没有任何类似于鼻尖移植物的东西，因此应避免使用它们。正常的鼻翼软骨有明显的宽度，因此应避免过度的头侧切除，以免稍后发生"朝天鼻"畸形。

6.8 皮肤的处理

避免从鼻尖软骨剥离皮肤：皮肤和软组织必须远离鼻尖上区，以避免引起鼻尖上区肿胀。在不做开放式鼻整形术的情况下，在外侧截骨平面上的广泛分离骨性支架表面，拉伸穹隆形状的皮肤，以及缩窄鼻锥基底部并通过鼻翼软骨牵拉皮肤是可能的。详见第3章。

7
初次面诊
Initial Consultation

在进行最初的预约时，患者会收到一般信息和"Paul O'Keeffe 鼻整形患者资源"的网址。

7.1 收集患者的详细信息

当患者到达诊室时，患者填写个人信息表，以收集联系方式、出生日期、转诊医生和全科医生的详细信息、保险状态、职业、雇主、不在同一个地址的近亲以及健康相关信息。个人信息表通过复选框和更细节的问题收集患者特征情况，如出血或瘀青倾向、对胶布和抗生素过敏、血压、当前药物和草药补充剂、过去 12 个月的全身麻醉史、过去 5 年的血液检查，以及严重疾病史和手术史。我们会根据患者的情况，就其感兴趣的问题提供相关解释资料。

7.1.1 患者的担忧
- 形状。
- 气道。

在初次面诊时，患者的要求和问题会被完整记录一份临床病史，包括关于鼻子形状的不满意，可能包括鼻梁突出度、鼻子宽度、任何弯曲、鼻子下垂或鼻尖大小和不对称等。还有对呼吸道的抱怨，可能是一侧或两侧阻塞、口呼吸、夜间阻塞和打鼾。在这种情况下，患者会被问到是否有向某侧卧的倾向。这些患者会被要求做 Cottle 试验，从侧面轻拉他们的脸颊，看看这个动作是否能改善气道阻塞。同时患者要准确地指出气道阻塞的位置。

7.1.2 既往史

- 扁桃体炎。
- 鼻窦炎。
- 牙齿矫正。
- 外伤。
- 外科手术。

通过直接询问各种问题，如鼻窦炎和存在哪些症状，详细记录相关病史。记录以前对鼻部、鼻窦、扁桃体或腺样体进行治疗或手术的日期和细节；记录既往鼻部或面部损伤的详细情况以及正畸、面颌或牙科治疗的详细情况。大多数患者报告说，他们在青少年时期就做过牙齿矫正。

7.2 一般健康情况

一般健康情况调查包括对药物、敷料或环境过敏原过敏。大多数患者说他们的总体健康状况良好。

7.3 家族史

家族史包括记录其他做过鼻腔手术的家庭成员信息、种族和民族等。

7.4 检查

- 概述。
- 外鼻。
- 内鼻。

接下去将对患者进行体检，记录他们的身高，从正面视图、基底位视图和侧面视图绘制面部和鼻子的形状。尽可能准确地描绘患者的特征可以使外科医生更好地进行解剖学观察。

通过仰卧位进行更为详细的外鼻检查。触诊鼻骨，以确定是否有既往骨折的迹象、顶部缺损的迹象、鼻背部的不规则或弯曲，以及鼻骨的长度测量。通过触诊可确定梨状孔基底的宽度、中隔软骨尾侧端边缘位置及其与鼻小柱软骨的位置关系，这些特征需要在示意图上进行标注。

鼻腔内检查通过鼻内窥镜显示鼻中隔软骨及其骨结构的形状和位置，在鼻腔中的冠状面视图记录鼻甲的大小和形状。通过观察瘢痕和用棉签按压鼻中隔寻找薄弱部位，可

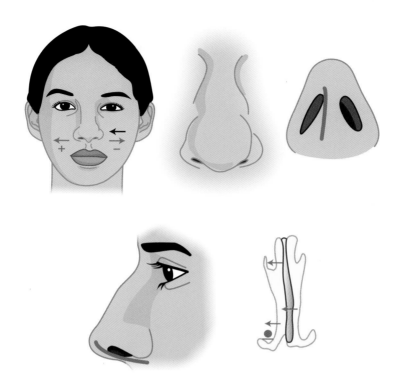

图 7.1 鼻子向右弯曲，Cottle 试验右侧为阳性，左侧为阴性。左边是梨状孔基底部较宽、顶部比较突出；鼻小柱下段右偏；侧面看到高度适中、鼻尾侧端突出度正常；鼻中隔内侧段左偏，右侧下鼻甲肥大需要缩小

以发现既往手术的痕迹（图 7.1）。

7.5 标准化临床摄影

临床照片现在要以标准化的方式拍摄。照片应包括左、右正侧位，左、右斜侧位，全脸；并需分别拍摄带摄影棚照明和仅用照相机闪光灯的照片。还需拍摄鼻部底面视角照片，由于鼻尖倾斜角变化很大，因此鼻基底面的角度标准化比较困难。将患者的头部向上仰起，直至和鼻底平面形成正确的角度对准相机，可达到前后一致的效果。相机需要设置能够拍摄一张可打印出真人大小的侧面轮廓照片作为特定模板。

7.5.1 摄影标准化

摄影需使用人像镜头，这样在正面图像中鼻子相对于脸部的放大率就很小了。35 mm 胶片相机使用 100 mm 镜头，数码相机也有相应的镜头。镜头需为大光圈，对焦时会有一个较短的景深，以获得更高的精度。

照片应该在中到深棕色背景前拍摄。棕色是由三种原色组成的，在打印出的照片中任何颜色差异都会被通过与背景颜色的差异显示出来。深色的背景有助于掩饰在设计时标注需要去除的部分。

150 mm × 100 mm（6″ × 4″）是一种常见的印刷尺寸，可用于鼻部摄影。照片需要以鼻子作为聚焦点，包含从发际线到下巴底部的整个脸部，这个距离作为鼻子照片的标准距离。

7.5.2 真人尺寸轮廓图

此外，有必要制作一张真人大小的侧面轮廓照片，包括整个前额、鼻子和上唇。为了确定焦距应该是多少，需对测量条拍摄一系列测试照片，并将打印的照片与测量条实物进行比较。最精确的条纹图像成为该相机的真人大小标准焦点。如果相机不能产生真实大小图像，可以添加 +1 折光度镜头滤镜（图 7.2 和图 7.3）。

7.6 其他调查

- CT 扫描。
- 过敏测试。

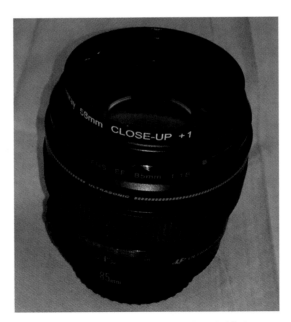

图 7.2　带 +1 折光度滤光片的相机镜头

回答患者的询问并安排进行任何必要的检查后，就完成了初次咨询。在这个阶段的检查可能是过敏测试或鼻窦的 CT 扫描，以便患者在第二次面诊时提供检查结果。

鼓励患者寻找漂亮鼻子的照片，尤其是侧面照片。在第二次面诊时，可带杂志上的剪报或手机上的图像，以指导手术的计划。

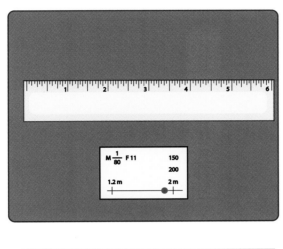

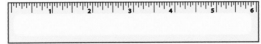

图 7.3　当相机对焦距离在红点时，可以获得真实大小的照片

8
计划阶段
Planning Session

8.1 照片很有启发性

鼻整形手术规划一般在患者来第二次咨询时进行。将一组临床照片展示在患者面前，同时他们从杂志和手机上收集的剪报也会被分析。

患者可以清楚地看到他们全脸照片中任何的不对称，这种不对称可能在照镜子时并不明显（图 8.1）。

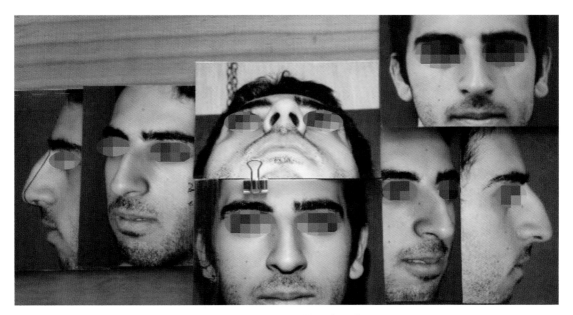

图 8.1　一套完整的术前照片

8.2 剪报是多样的还是相似的

依据第 5 章所提到的方法并且按照患者的意愿来分析这些图像。如果各种鼻子的形状有一致性，那么显然患者对想要的鼻子有明确的认识，这应该是手术的目标。如果图片显示不同的鼻子，患者需要被指导确定最适合他们的鼻型。

从鼻尖和上唇开始规划鼻整形手术。鼻尖的轮廓在一张活动的醋酸纤维纸上描出，标记唇部皮肤与鼻小柱皮肤的连接点。自由片放在固定的醋酸片下面，醋酸片用双面胶带贴在照片的顶部。自由片被重新定位，以反映一个不会随着时间而改变的令人满意和稳定的鼻尖。

8.3 随着时间的推移，鼻尖可能会恢复原状

为此，必须注意当张力鼻的鼻背缩短时出现的鼻尖后移，并且覆盖降鼻中隔肌的皮肤不能延长。

8.4 模拟新的鼻尖位置

鼻尖在新位置的倾斜反映了剪报中所示的尖端的倾斜。新的尖端轮廓在固定的醋酸纤维薄片上被描绘，并移除自由薄片（图 8.2）。

8.5 鼻根的位置

检查患者的鼻根与上眼线的关系。对于大多数患者来说，是正确的水平。

8.6 鼻背线

绘制新的鼻背线是为了模拟剪报所示的鼻子的外观。患者可能会将这条线认为是"直线"，但它很少是几何直线。通常在鼻尖上部分有轻微的突起和轻微的凹陷。

8.7 遮盖轮廓

新的鼻子形状是通过用棕色签字笔或者与背景颜色相似的颜色遮住要去除的部分来产生的，然后放置在患者面前。通常患者的反应是高兴，但如果不是，则对第二组照片中的同一张照片进行第二次尝试（图 8.3）。

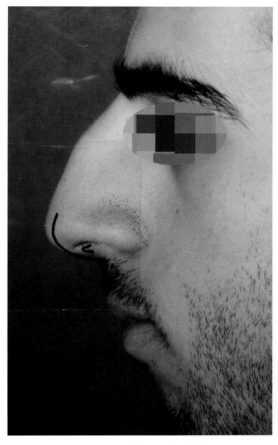

图 8.2 新鼻尖位置的轮廓

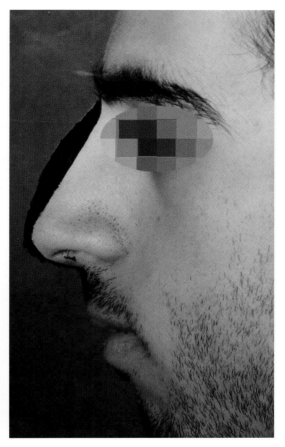

图 8.3 遮盖的轮廓

8.8 将未屏蔽的更改复制到第二张真人大小的照片

当达到所需的鼻轮廓时，通过在照片上附加第二张固定醋酸片并追踪轮廓来复制。如果将一张描图纸放在纸张之间，这会更容易做到。第二张纸被移除并放置在第二组照片中的相应照片上。这张照片没有被遮住，可以留下可见的建议鼻缩小的范围。这张照片将在以后制作真人大小的个人资料模板时参考（图 8.4）。

8.9 全脸照片的问题

两张全脸照片的光照不同，往往呈现出截然不同的鼻貌。鼻子在摄影棚闪光灯下看起来很精致，在照相机闪光灯下看起来很宽阔。

8.10 在全脸照片上记录预期变化

鼻子的预期变化，包括缩小鼻锥体基部、骨移植和鼻尖精细化操作，都可以记录固定在其中一张照片上的醋酸纤维薄片上（图 8.5）。

8.11 记录任何基底视图的变化

鼻基底视图照片是实物大小的，可以在上面标记鼻尖宽度的变化（图 8.6）。

8.12 歪鼻

在大多数歪鼻中，鼻尖向一侧倾斜，这样鼻小柱就会向一侧扭曲，要么在鼻小柱的

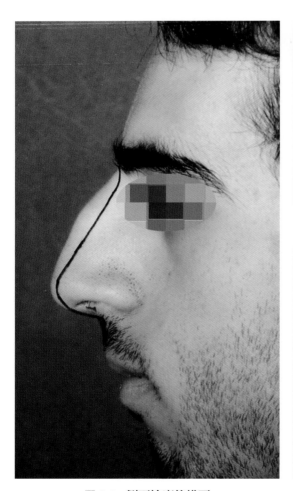

图 8.4　侧面轮廓的描画

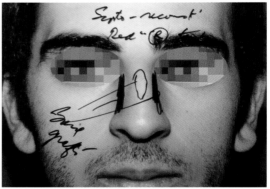

图 8.5　带注释的全脸照片

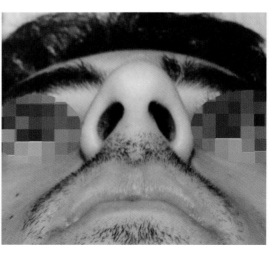

图 8.6　真人大小的基底照片

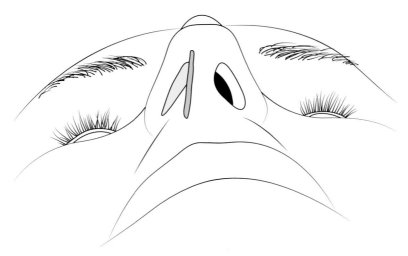

图 8.7　鼻小柱因鼻中隔偏曲而扭曲

底部，要么在鼻小柱的前部，要么两者都扭曲。如果鼻尖向右，内侧中隔软骨总是向左，因为中隔软骨通常是平坦的，并且它以前鼻棘为轴心（图 8.7）。

8.13　鼻中隔成形术和鼻甲缩小术

矫正鼻子需要使鼻中隔软骨居中，并在鼻前嵴上旋转，使鼻尖回到中线。但情况并非总是如此，有时鼻小柱最终可能最多只能居中 70%，在基底位照片上可以观察到。当然，将中隔软骨移至另一侧以求居中的鼻小柱是不合理的。

鼻中隔的居中需要缩小宽气道中肥大的鼻甲。可以在全脸照片上注明鼻中隔成形术和鼻甲手术。

8.14　鼻翼基底减少

鼻翼基部缩小可以与鼻中隔成形术同时进行，但最好在 3 个月后进行，留出足够的时间让鼻子稳定下来。通过这样做，大多数患者不同意做鼻翼基底缩小术。他们对鼻子形状感到满意，并可避免外部瘢痕。

所有关于鼻中隔成形术和鼻甲手术的相关信息现在都标记在照片上，所以它被复制到第二组照片上。一组照片供患者随身携带，另一组用于临床记录。

8.15　鼻整形的限制和知情同意

这些照片是知情同意书的一部分，另一部分是书面文件和口头建议。例如，患者被告知鼻整形手术不像通过钣金加工修理损坏的汽车。由于鼻子两侧固有的内在差异无法改变，手术目标是将侧面重新定位到比较理想的位置。

8.16 夹板和敷料

眼罩和绷带在使用时，会在手术后保持 4 小时，以减少瘀伤。鼻填塞物会放在鼻内保留 2 天。如有必要，这些很容易被患者移除。外夹板将维持原位佩戴 1 周，然后应该在每晚佩戴长达 6 周。由缝合线固定的硅胶鼻中隔夹板在鼻内保留 2 周。

8.17 术后变化

患者被告知，术后愈合反应会在 6 周内产生最大的肿胀和僵硬，鼻内充血和干燥将长达 12 周。大多数肿胀将在 12 周消退，但完全消退总共需要 12 个月。骨骼变化可以持续 3 年以上。

8.18 全身麻醉问题和瘀伤

书面文件还需提到潜在的麻醉问题、可能持续数周的术后瘀伤，以及需要进一步手术控制的严重出血，还有感染、胶带过敏、持续的鼻翼偏斜、鼻中隔血肿、鼻中隔穿孔、鼻塌陷和气道阻塞等。该文件的副本由患者签名并保存在档案中。

9
器械的使用

Instrumentation

大部分外科医生会收集符合个人偏好的手术器械，它们可能不在医疗机构使用的标准器械之列。以下是我喜欢用的特殊器械。

9.1 区域光照设备

Storz 光纤照明鼻背中隔拉钩：此类器械可为手术区域提供良好光照，术者无需佩戴头灯。有助于术者对深部的观察，一个助手也可以看到鼻子深部发生了什么（图 9.1 和图 9.2）。

9.2 节段刀片旋转手术刀

该器械是为做软骨间切口而定制的。用手柄夹住一段 15 号刀片保持一定角度以使刀锋边缘突出手柄 1 mm 左右。将器械插入鼻孔并与在外部皮肤上绘制的线对齐，通过触诊确认位置。旋转手柄使刀片与衬里皮肤和鼻翼软骨接触，从而安全可控地做出切口（图 9.3）。

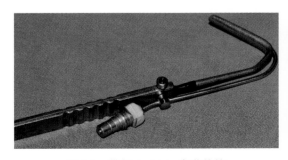

图 9.1　带灯 Aufricht 鼻背拉钩

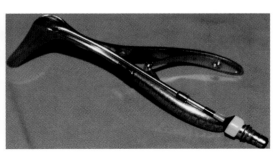

图 9.2　中隔撑开器

9.3 多功能骨凿

侧翼骨凿：不带侧翼的此类骨凿由悉尼耳鼻喉外科医生 Richard Dunn 在 20 世纪 50 年代设计。目的是通过将柄向下倾斜到鼻锥体的一侧来改变骨凿的敲击方式，这是传统骨凿无法做到的。由于骨凿的旋转很难避免，所以在 20 世纪 70 年代后期作者为其增加了定制的侧翼，可使用该器械和锤子一起来进行鼻背和鼻根的截骨（图 9.4）。

9.4 骨接合骨凿

侧骨凿：这种保护性骨凿有一个薄刀片和一个锋利的尖端，可以切割鼻骨的侧面，以减少骨碎裂。它的尖端非常锐利并且成锐角。它的目的是只切割骨头，而不切割下面的黏膜（图 9.5）。

9.5 各种定制的钻石锉

钻石锉：工业钻石可以添加到标准的隆鼻器械中。在新南威尔士州，Asahi 澳大利亚

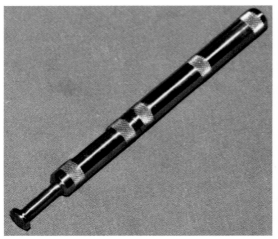
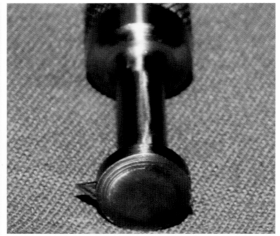

图 9.3　断刀手术刀

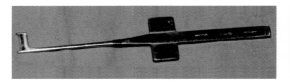

图 9.4　带翼骨凿

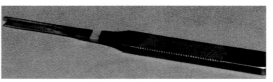

图 9.5　加防护的单侧骨凿

钻石工业公司已为 Cottle 解剖器和 Freer 解剖器中添加了钻石。比起天然钻石，工业钻石表现更佳，因为它们不含导致边缘变钝的杂质。这些工具可用于平滑鼻中隔及鼻甲以及对鼻锥体进行二次调整（图 9.6）。

"丘陵"锉刀移除了现有金刚砂头端并替换为钻石。本器械用于加深鼻根，并且它的使用方式是左右移动，而不是向下刮（图 9.7）。

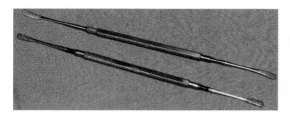

图 9.6　定制钻石锉

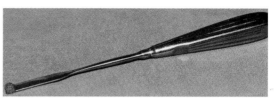

图 9.7　"丘陵"钻石锉

9.6　减少鼻甲的精细咬骨钳

鼻甲钳：此类器械中好用的是筛骨钳——Rudolf RU 8090-22。它可用于黏膜下鼻甲骨的咬除（图 9.8）。

9.7　鼻近端截骨用横向骨凿

"犬后腿"骨凿：该器械由 Micro-France CP67 经过修改添加了可触及的突起，可用于鼻骨近端横向截骨。如果以不同的方式进行内侧截骨术，则很少用到该器械（图 9.9）。

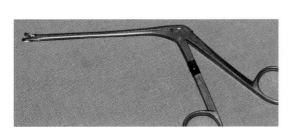

图 9.8　鼻甲咬骨钳

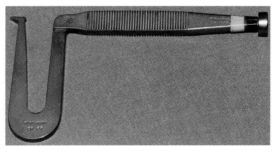

图 9.9　"犬后腿"横向骨凿

10
手 术
The Operation

一般在全麻下进行模板鼻整形，该过程包括鼻整形、中隔整形和鼻甲减容。在麻醉医师给患者准备全麻的时候做轮廓模板。

10.1 制作真人大小的轮廓以确保准确度

将一张醋酸纤维片材固定在真人大小的侧剖面照片上，并在片材上画线。一条代表中隔软骨尾缘的线，与初次会诊时的记录完全一致。在弹性黏膜袖带的边缘画一条线，代表拟切开的中隔黏膜和一个小柱后退指示标记。另画一条线表示外侧鼻翼切带的前端。绘制前额位置标记以便于模板在患者身上的定位。

取下之前使用的游离醋酸片，在上面画新的线条。包括鼻尖轮廓的描记，从唇到小柱的过渡点的标记，以及刚在固定的醋酸纤维片上画的线（图 10.1 和图 10.2）。

10.2 在鼻背重建前进行鼻尖定位

然后将游离醋酸纤维片放置在固定片下方，并重新定位以匹配规划照片上所示的鼻尖的建议位置。如果由于穹顶形皮肤，新的鼻尖上轮廓明显低于现有轮廓，则需要进行鼻尖上皮肤拉伸以产生鼻整形所需的变化。现在将游离醋酸纤维薄片线复制到固定薄片上，并绘制所需的鼻背形状。

10.3 制作一个透明的塑料模板

将完整的真人尺寸平面图复制到从 0.4 mm 厚的聚碳酸酯板切割而成的模板上，一侧

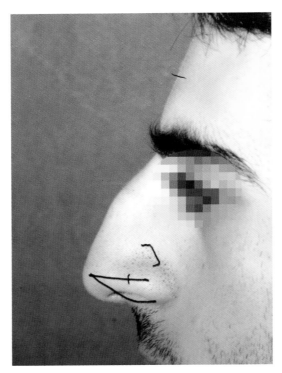

图 10.1　标记拟定的变更

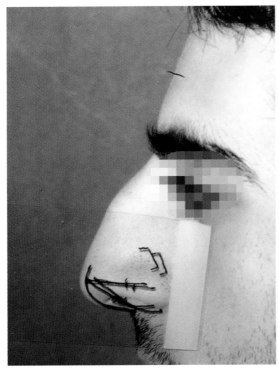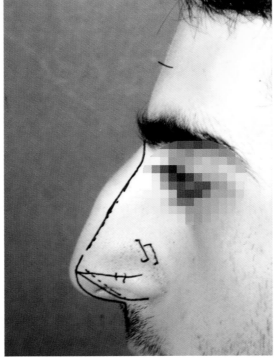

图 10.2　真人大小的个人资料照片与醋酸纸上绘制的线条

代表现有的鼻轮廓，另一侧代表规划的新轮廓。在模板上画出鼻中隔黏膜、尾侧缘和鼻翼外侧韧带的变化（图 10.3）。

10.4 局部麻醉

准备好局部麻醉剂和可卡因溶液。首选的局部麻醉剂是 0.5% 布比卡因和 1:100 000 肾上腺素，将 1.1 mL 1:10 000 的肾上腺素加入 10 mL 0.5% 布比卡因中配置局部麻醉剂。可卡因的制备方法是：在 200 mg 可卡因粉中先加入 2 mL 1:10 000 肾上腺素，浸湿两块棉球，然后再加入 3 mL 1:10 000 肾上腺素浸湿 0.5 in（1.3 cm）纱布条（图 10.4）。

10.5 全身麻醉和备皮

患者麻醉后立即用酒精湿巾清洁鼻子和周围皮肤。用湿润的棉球擦拭鼻腔内侧，然后沿着下鼻甲下行深入鼻腔（图 10.5）。

10.6 使用轮廓模板引导皮肤标记

将模板放在鼻子上，用外科记号笔在前额画上方向标记（图 10.6）。翻转模板，对准方向标记，标记新的鼻背线（图 10.7）。如需头侧修剪，标记头侧需修剪的程度。通常需要进行鼻翼外侧韧带缩短，标记韧带缩短的程度（图 10.8）。

10.7 非常保守地进行鼻尖修剪

当不需要缩窄鼻尖时，应该避免做头部修剪。如果要修剪的话，应该限制在上外侧

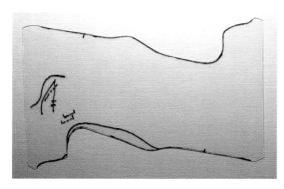

图 10.3 从聚碳酸酯板上切下的模板

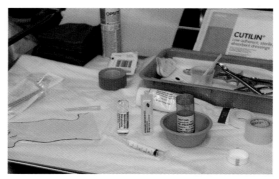

图 10.4 可卡因、布比卡因、肾上腺素、敷贴器和纱布包

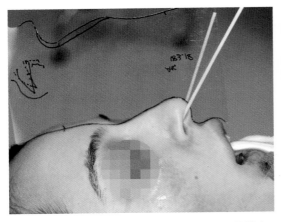

图 10.5　放置可卡因 - 肾上腺素溶液浸湿的棉条

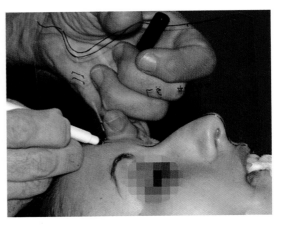

图 10.6　标记前额方向标记

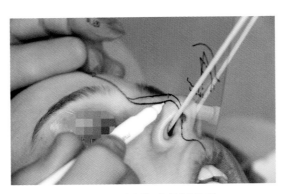

图 10.7　绘制拟定的新鼻背

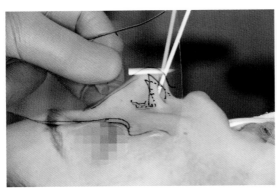
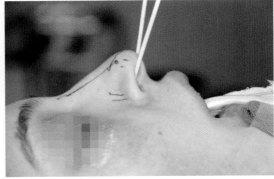

图 10.8　标记头端和鼻翼外侧韧带的修剪

软骨的前半部分，以避免后半部分变窄，从而导致术后数年后的猪鼻畸形（图 10.9）。

10.8 注射局部麻醉剂进行组织液体肿胀

将局部麻醉剂注射到骨性鼻背处，针位于骨骼平面上，以使骨骼上方的软组织产生液体肿胀。这有助于将肌肉层从骨骼上清晰地剥离出来。注射次序是从鼻骨表面到鼻锥体软骨表面（图 10.10）。

10.9 注射局部麻醉剂以标定弹性袖带的边界

下一步从鼻中隔软骨尾缘开始给鼻远端注入局麻药。少量的局部麻醉剂会提升黏膜弹性袖带，并恰好向中隔软骨上方近端扩散一点点。中隔两侧形成的边界可以清晰呈现出做切口的位置（图 10.11 和图 10.12）。

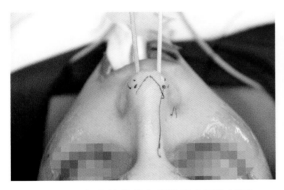

图 10.9　保守性修剪鼻翼软骨头部的标记

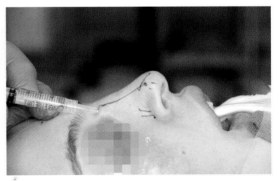

图 10.10　从鼻上部开始进行鼻部局麻注射

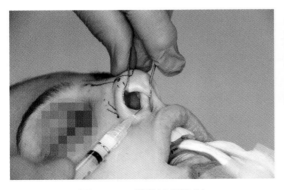

图 10.11　弹性袖带注射

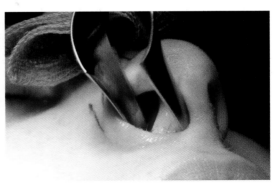

图 10.12　另一个患者身上界限清晰的弹性袖带

10.10 可能包括注射类固醇

接下来，局部麻醉剂注射到软骨间区、尖端和拟切除侧鼻翼韧带的区域。比曲安奈德（康宁克通－A）更温和的倍他米松可添加到最后 2 mL 麻醉剂中，并注射到侧鼻骨截骨区域的软组织、侧鼻翼韧带切除处浅表的软组织和现在萎缩的下鼻甲的前端。类固醇有助于抑制术后肿胀。

10.11 局部可卡因填塞

使用可卡因浸湿的纱布填塞鼻腔前部（图 10.13）。

10.12 消毒和铺巾

在助手进行消毒液和铺巾的同时进行外科刷手准备。然后，助手将鼻腔填塞物分开，并将其移到鼻腔内后下方。刮除鼻毛并吸引清除（图 10.14）。

10.13 常用的鼻内切口

第一个切口通常在弹性袖带的边缘，接下来的切口如果鼻尖形状不需要改变，则采用经软骨间切口；如果鼻尖需要缩窄，则经软骨内切口进行（图 10.15 和图 10.16）。

10.14 从中隔软骨尾侧缘游离弹性袖带和小柱，必要时进行修剪

将鼻小柱和附着的弹性袖带从中隔软骨尾缘脱离。从后面开始较易操作，将含有纤

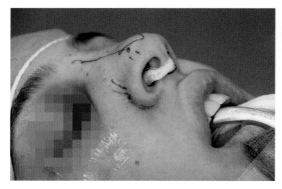

图 10.13　前鼻腔填塞位置

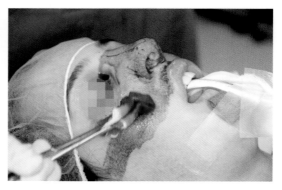

图 10.14　碘伏消毒皮肤

维的软骨膜从软骨上提起（图 10.17 和图 10.18）。牙科拉钩在这里很有作用。弹性袖带需完全保留，因为它对于支撑鼻尖突出度有重要意义。所有计划的鼻缩短都可以通过精确修剪暴露的软骨来完成，任何必要的鼻中隔黏膜切除都应该从邻近的非弹性黏膜上进行。

10.15 经软骨切口用于鼻尖修剪和旋转手术刀

如果要进行头部修剪，则用碎片旋转手术刀进行经软骨切口（图 10.19 和图 10.20）。仪器被插入鼻子，刀片碎片侧向。触摸器械的圆脊，以确保切口与外部皮肤上标记的切口完全一致。旋转手术刀使刀片与前庭皮肤接触，然后进行切开。切口延伸至梨状孔缘，通常最后用剪刀完成全部切口。

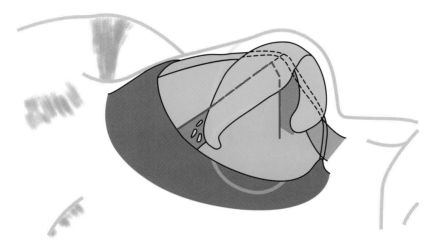

图 10.15 弹性袖带和软骨内切口

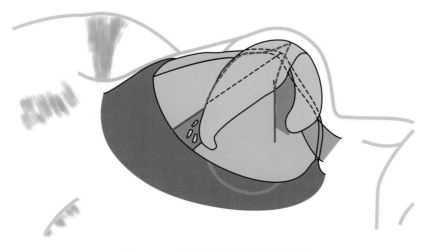

图 10.16 弹性袖带和横穿软骨切口

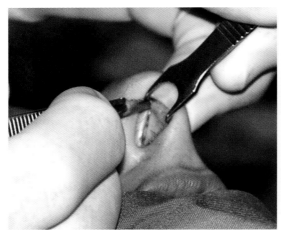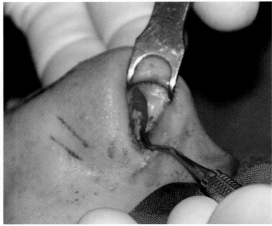

图 10.17　黏膜切口，然后牙科拉钩从后方向前提起弹性袖带

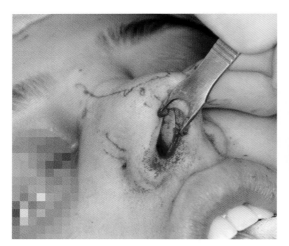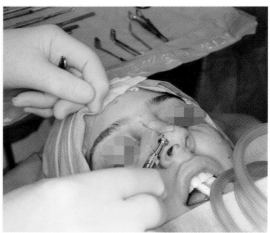

图 10.18　弹性袖带完全脱离中隔软骨尾缘　　图 10.19　将 15 号刀片的一部分用旋转手术刀夹住

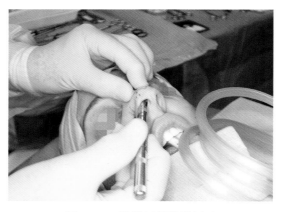

图 10.20　旋转刀经软骨切口

10.16 在侧鼻翼韧带上方小心切开

切口的外侧部分必须沿着外侧鼻翼韧带的头侧边缘（图 10.21），图 10.15 和图 10.16 中标记为棕色。在皮肤上画一条引导线对这项操作很有帮助（图 10.22）。鼻前庭内部观察可能会有些不清晰，因为皮肤和黏膜之间的连接会导致视觉上的误导，从而导致切口方向错误。这样的目的是借助切除外侧鼻翼韧带（LAL）的一部分，用于促进切口的关闭。

10.17 精确缩短外侧鼻翼韧带

精确地切除包括覆盖黏膜在内的鼻翼外侧韧带的部分组织，以便最终按计划将鼻尖定位在鼻锥体上。这样切除后还产生一个空间，通过它做进一步解剖。

10.18 鼻尖缩窄

当有必要缩小鼻尖的宽度时，可以通过鼻翼软骨尾缘进行短的放射状切口。这些切

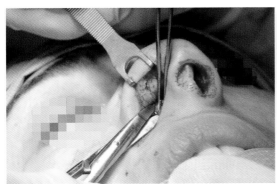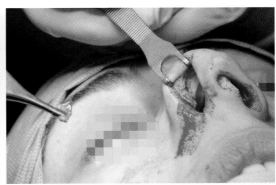

图 10.21　切除侧鼻翼韧带

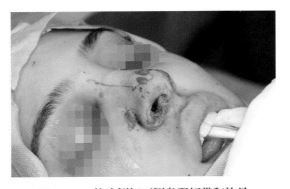

图 10.22　从头侧切下侧鼻翼韧带和软骨

口的目的是延长穹顶状鼻翼软骨的周长，从而使其变平。使用鼻翼钩外翻鼻孔有助于这一过程（图 10.23）。

10.19 鼻锥体

接下来关注的焦点是怎么完全地把鼻椎体上的软组织剥离。软组织的释放和剥离从鼻外侧开始到准备做外侧截骨的位置然后直接向上到鼻根点。分离在骨表面进行，完全位于所覆盖的肌肉下方。最初对鼻尖的分离将为这个阶段的手术提供很好的到达鼻椎体的通路（图 10.24）。

10.20 缩回鼻尖在鼻锥体上进行仔细的广泛解剖

用 Joseph 骨膜剥离子通过 LAL 通道进入，从后向前渐次剥离，同时向后推动皮肤组织，使软组织干净地从鼻锥体上抬起。这在骨骼上相对容易操作，但在软骨上可能比较困难。在这种情况下，解剖是用剪刀尖从软骨间或经软骨向前伸展的切口。最终整个骨性鼻锥从外侧截骨线暴露到外侧截骨线（图 10.25）。

10.21 鼻锥体的良好显露有助于精确的手术改变

通过放置 Aufricht 背侧牵开器（最好是照明式牵开器），将鼻尖端三脚支架从内侧和外侧面松开，使其能够与背部软组织一起缩回（图 10.26）。如果还没有完成头部修剪，可以在这个时候通过小心地切除多余的软骨来完成，同时保留其深层的衬里。

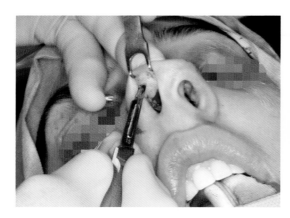

图 10.23　延长穹顶状鼻翼软骨的尾缘

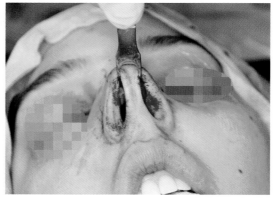

图 10.24　鼻尖已脱离周围连接组织，易于提升

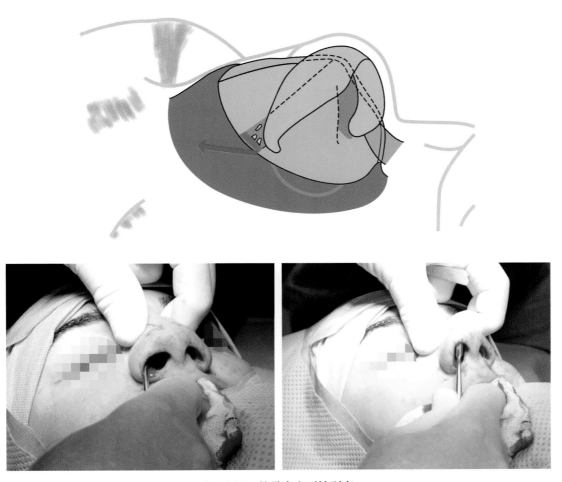

图 10.25 从骨上方开始剥离

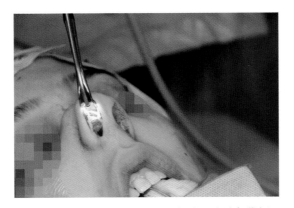

图 10.26 用照明的 Aufricht 牵开器暴露鼻背部

10.22 避免不必要地切除前庭衬里

重要的是要保留"珍贵"的前庭内衬，避免无意中切除。调整鼻尖角度不应通过切除衬里来完成，因为这不是一种可靠的方法，可能会导致前庭衬里的挛缩。在背侧软骨部分切除之前，通过将相邻的背侧中隔黏膜从中隔软骨上剥离几毫米，也可保留相邻的背侧中隔黏膜。

10.23 通过锉刀进行鼻背鼻骨减容

鼻背鼻骨应以渐进的方式进行，以避免过度切除。在许多情况下，先用锉刀和金刚石锉修剪骨性部分，然后用剪刀和手术刀切除多余软骨（图 10.27）。

10.24 可以保存骨锉产生的颗粒骨以供以后使用

在鼻整形术结束时，骨锉产生的颗粒通常为平滑骨性鼻背提供合适的移植材料（图 10.28）。在材料中加入一两滴生理盐水可防止其干燥（图 10.29）。

10.25 偶尔需要在鼻背进行大的截骨，但是避免使用骨凿

在要做鼻背部大体积减除的情况下，首先切开软骨，然后使用骨刀截除骨性背部。带侧翼的有茎截骨刀是一种有用的工具，因为用它可以完全控制截骨角度（图 10.30）。应该避免使用骨凿，因为它可能切割得太深。

根据皮肤上画的设计线检查缩小的骨性鼻背，如果模板是无菌的，则使用模板检查（图 10.31）。最后的软骨复位在鼻中隔居中并拉直鼻子后进行。

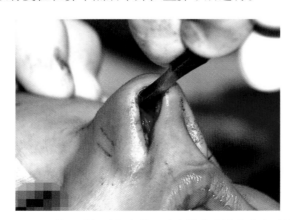

图 10.27 用锉刀进行减低鼻背，分离的鼻尖端非常容易抬高

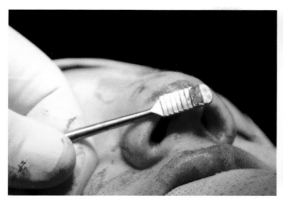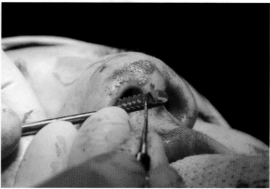

图 10.28　收集骨锉修整后鼻骨颗粒

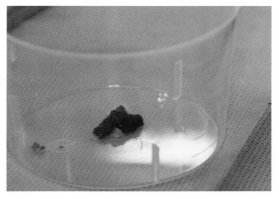

图 10.29　为以后可能的背部移植保存的骨锉产生
的颗粒骨

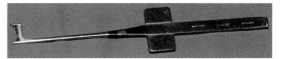

图 10.30　翼侧干骨刀

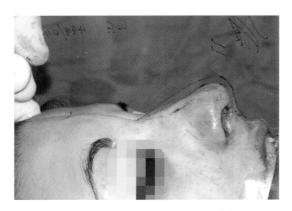

图 10.31　用无菌模板检查初始骨背复位

10.26 拉直鼻子后，部分减除上外侧软骨

上外侧软骨的减少必须同时考虑拉直鼻子的矫正，经常需要降低一侧软骨并抬高另一侧软骨。另外，多余的软骨还可以用来制作拓展移植物（图 10.32）。

10.27 鼻甲减除和鼻中隔矫形术

下一步对中隔和鼻甲进行整形。取下两侧鼻腔的填塞物，并记录在核对表上。

10.28 中隔软骨通常是平的

中隔软骨通常是平的，没有屈曲，尽管许多文献描述了中隔软骨屈曲的情况。然而，在接受鼻手术的患者中，它并不完全位于中线。软骨以前鼻棘为轴心向后在一侧鼻腔，向前在另一侧鼻腔。因此，一个内气道将狭窄，另一个内气道将较宽，并包含较大的鼻甲（图 10.33）。

10.29 前端的剥离从较宽的气道开始

通过将黏膜软骨膜与鼻中隔降肌深部的腱纤维从前方的软骨到前鼻棘一起剥离提起，从宽侧开始解剖，以允许前鼻棘上的软骨随后的向上旋转。解剖向后进行，越过上颌骨嵴和犁骨的前半部分，小心保存犁骨和软骨连接处的黏膜（图 10.34）。

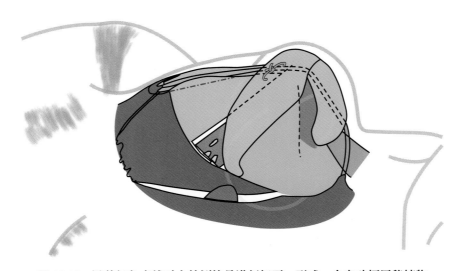

图 10.32　沿着红色虚线对上外侧软骨进行切开，形成一个自动拓展移植物

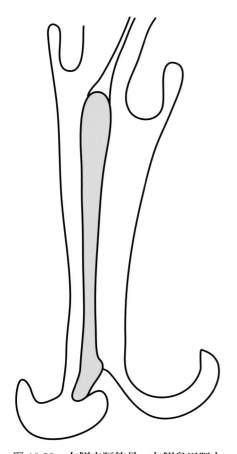

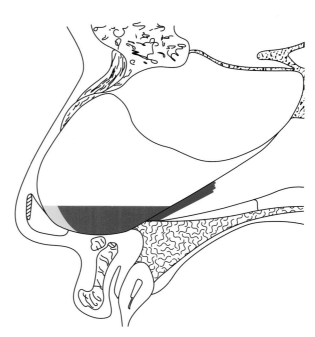

图 10.33 右侧内隔软骨，左侧鼻甲肥大　　　图 10.34 松解纤维软骨膜（红色）和骨膜（绿色）

10.30 切开狭窄一侧的气道中隔黏膜

现在在狭窄的气道内做一个 Killian 切口，平行向头侧 6 mm 或 8 mm 剥离以释放弹性袖带（图 10.35）。黏膜软骨膜抬高至中隔软骨和筛骨垂直板上方。

10.31 常见中隔软骨和骨畸形

鼻中隔软骨的后端可能会出现鼻骨刺。中隔软骨的后上部分通常比后下部分厚（图 10.36）。

10.32 通过安全的软骨切开术活动中隔软骨

用 Freer 剥离子从靠近背部的位置切开中隔软骨，这样做的软骨切开术是安全的（图 10.37）。一种安全的技术是将软骨舌固定在垂直板上，作为远端软骨的旋转轴。

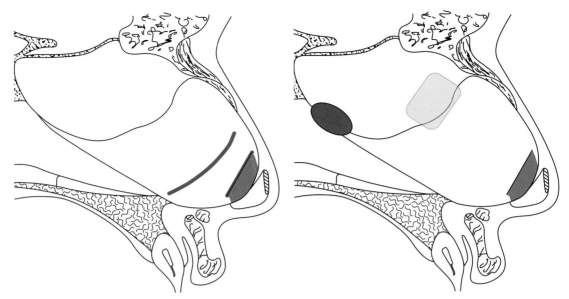

图 10.35　Killian 切口（红色）和弹性袖口（绿色）　　　图 10.36　骨刺位置（蓝色）与垂直板相连的厚软骨（黄色）

10.33 保存犁骨处的软骨

尽可能少地切除犁骨连接处的软骨，以使犁骨上的软骨集中到另一侧。犁骨的任何突出边缘都可以用一个小的菱形锉刀磨平，比如用 Freer 或 Cottle 剥离子改造定制的锉刀。

10.34 取骨移植

在切除任何骨刺的同时，获取薄的垂直板骨和附着的软骨进行移植（图 10.38）。前缘采用双动式剪刀剪裁，可助一臂之力。

10.35 单侧鼻甲复位术

在宽阔的鼻气道中减少大鼻甲容量，以使中隔软骨向中线集中。从下鼻甲前极下缘切取少量黏膜，然后通过提升内侧黏膜瓣露出骨缘。用筛骨钳部分切除骨和外侧黏膜，使内侧皮瓣覆盖暴露的骨。用电刀轻轻烧灼黏膜边缘，使鼻甲向外断裂。

大的中鼻甲或大疱性鼻甲可压碎以使其变窄，但如果它很坚固，可以从前下缘咬下一条薄薄的黏膜和骨头，从而使鼻甲更易被压碎（图 10.39）。

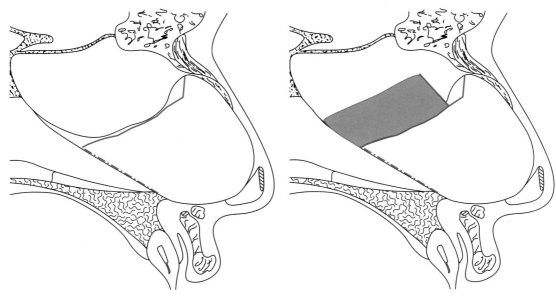

图 10.37　安全的软骨切开术（红色实线）和小心　　图 10.38　剪式切口（红线）垂直板和软骨收获区
　　　　　移动软骨（红色虚线）

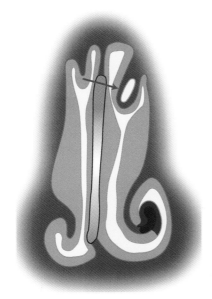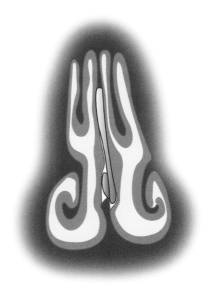

图 10.39　下鼻甲复位（红色和深蓝色）和中鼻甲　　图 10.40　缝合至中隔软骨的软骨移植物（蓝色）
　　　　　挤压（红色箭头）

10.36 中隔软骨复位和移植

　　将中隔软骨移到中线或正上方，并用从垂直板软骨切除术中获取的软骨移植物支撑。
用 4/0 普通羊肠线直针将移植物缝合到中隔软骨的后下缘（图 10.40）。

10.37 鼻锥体内侧截骨术

内侧截骨应由中间向外弧线分开截骨，以避免损伤剩余的垂直板，并更好地控制鼻骨复位（图10.41）。

10.38 保留黏膜衬里的外侧截骨术

外侧采用连续截骨术，需要内侧黏膜下隧道来保护骨骼的黏膜血供。重要的是仅在截骨线后方剥离黏膜，并保留鼻骨下方的黏膜附着（图10.42）。

安全的外侧截骨术的截骨线是从低到低的，因此可以通过在骨骼下方固定来充分缩小锥体的底部。使用薄刀片尖锐防护骨刀，并开始通过在截骨的中间，然后在顶部、底

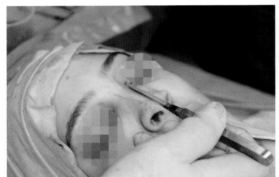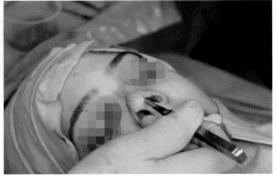

图10.41　远离中线的内侧截骨术

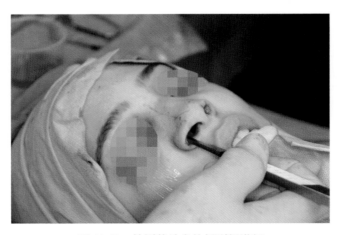

图10.42　外侧截骨术从低到低进行

部，最后回到中间，以完成截骨（图 10.43）。这种进展避免了因骨刀太厚和从梨状缘开始截骨术时可能发生的鼻骨粉碎。

10.39 在鼻骨骨折中，然后在外侧截骨术中放置骨移植物

由于此手术可广泛松解软组织，因此可见外侧截骨术，并且很容易在截骨术中放置骨移植物（图 10.44~ 图 10.46）。移植物增强了矫正后的鼻锥体的强度和稳定性（图 10.47）。

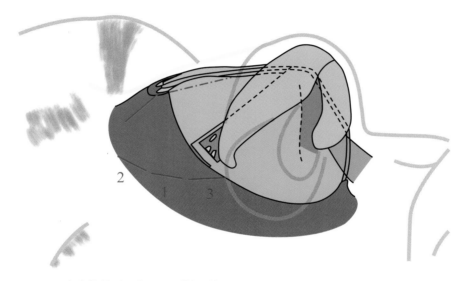

图 10.43　安全的截骨从位置 1 开始，然后是位置 2 和位置 3，再回到位置 1 完成截骨

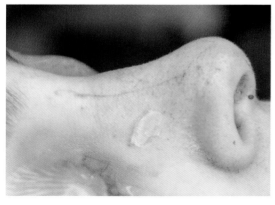

图 10.44　准备移植的薄的垂直板部分

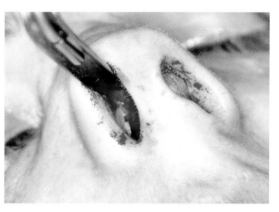

图 10.45　外侧截骨术中放置的骨移植物

10.40 初步中隔夹板固定

Doyle 鼻中隔夹板（图 10.48）深深插入鼻腔并暂时缝合到鼻中隔。这使后中隔在前中隔居中的基础上也居中。

10.41 在伸直鼻子的同时对上外侧软骨（ULC）施加牵引力

前中隔现在通过使用上外侧软骨聚拢作为支撑物居中。用缝线将 ULC 拉下，当锥体明显居中且笔直时，用皮下注射针穿过皮肤固定锥体（图 10.49）。ULC 的末端被修剪并在张力下缝合到中隔软骨（图 10.50）。

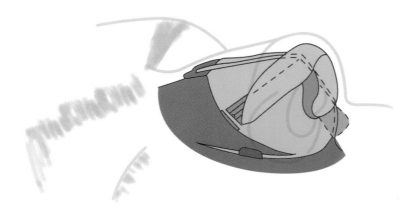

图 10.46　外侧截骨术中放置的骨移植物（深蓝色）

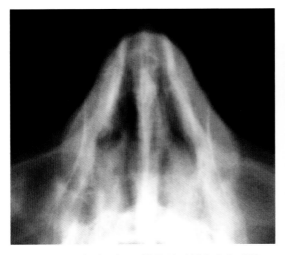

图 10.47　术后 1 年 X 线片显示骨愈合和重建

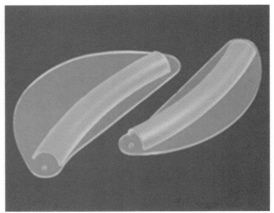

图 10.48　一对 Doyle 夹板

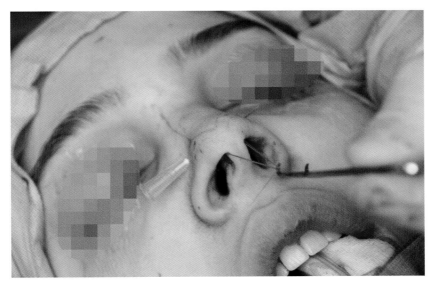

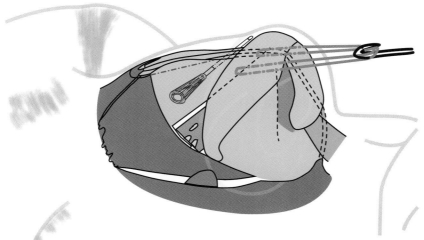

图 10.49 向下拉动 ULC 并穿刺将其固定至中隔

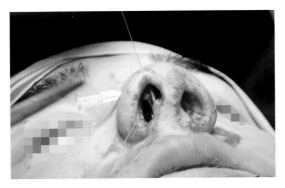

图 10.50 先将右 ULC 缝合至隔软骨，然后再缝合左 ULC

10.42 ULC 的鼻背修剪

缝合后从外部和内部检查鼻背形态，并进行进一步调整，通常是针对 ULC（图 10.51）。

10.43 修整不全骨折的鼻骨

鼻骨可能需要用 Peet 菱形锉刀进一步修整（图 10.52）。

10.44 ULC 的背部修剪

ULC 的头侧部分不应去除过度，否则可能发生倒 "V" 畸形，需要二次行拓展移植物移植。最好让 ULC 的头侧部分稍微突出，并将其作为自身拓展移植物。通过浅表软骨切开术将促进这一点，在张力下将两侧上外侧软骨缝合到中隔后进行就更容易做到这一点（图 10.53）。

10.45 鼻背修复，尤其是键石区

在许多情况下，可以通过放置一条最薄的垂直板骨或一些以前的骨锉应用产生的骨渣来闭合骨性鼻背。移植物完成了骨锥体的重建（图 10.54）。

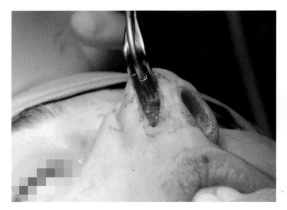

图 10.51 检查是否需要进一步修整 ULC

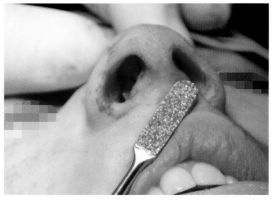

图 10.52 带有细钻石的 Peet 锉，用于温和平滑骨性背部

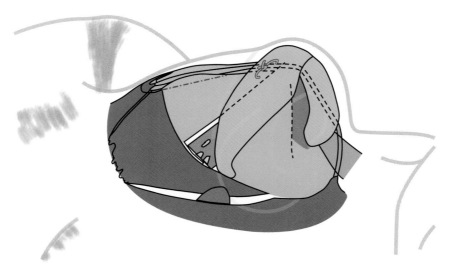

图 10.53 浅表软骨切开术前将 ULC 缝合至中隔（红色虚线）

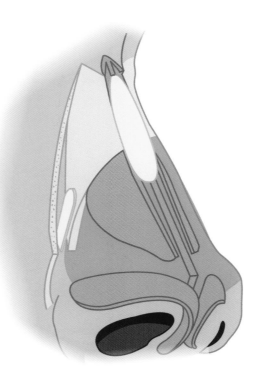

图 10.54 缩小和重建的鼻锥体

10.46 重新连接弹性袖带和鼻尖

弹性袖带缝合回中隔上，这样可以保持鼻尖的活动性。如果鼻尖术前就向鼻背部前方突出，则应按计划缝合弹性袖带。如果鼻背是紧张型，鼻尖是被鼻背向前拉的，则小柱后退的量应比计划至少减少 50%。这样的操作和之后模板检查的经验告诉我们，如果不这样做，术后 12 个月鼻尖的突出度会消失（图 10.55 和图 10.56）。

10.47 通过周边放射状切口进行鼻尖成形术

宽的鼻尖最好通过周边边缘的延长，再用贯穿前庭的羊肠线缝合（见第 3 章）来收紧。然后，小心地吸出鼻腔或咽部的任何血液。

10.48 重新放置鼻中隔夹板并填充鼻子

先前放置的 Doyle 夹板被重新定位到鼻子前部，并用 3/0 黑色丝线固定（图 10.57）。同样的线被包裹在一个 2 g 的 Kaltostat 包装上以加固它（图 10.58）。将 Celestone-M 乳膏涂抹在包装上，然后再将其放入鼻子中。鼻甲填塞物可以作为鼻甲缩小的填塞物，有助于将鼻中隔保持在中线，在外部，它包裹着小柱。

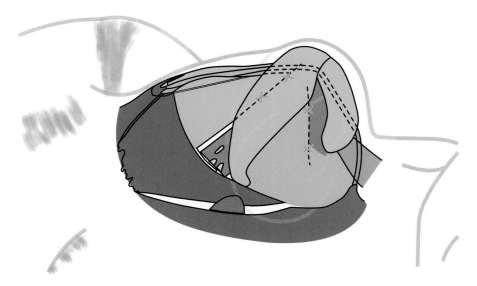

图 10.55 弹性袖带、隔膜、尖端衬里和 ULC 之间的缝线放置

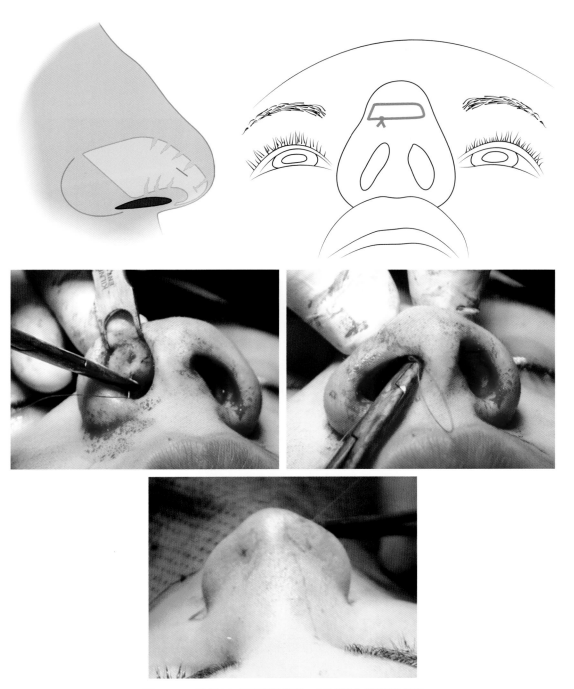

图 10.56　边缘切口使穹隆变弱，通过缝合使鼻端变窄

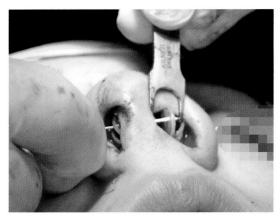
图 10.57　将 Doyle 夹板移到更靠前的位置，以支撑中隔

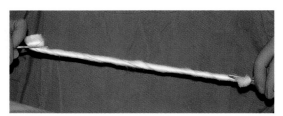
图 10.58　用黑色丝线加固的 Kaltostat 包

10.49　通过模板再检查，然后贴上胶带

在放置包装和使用胶带之前，对照模板检查鼻子缩小的情况。如果用纱布上的 OpSite 喷雾清洁、干燥和擦拭皮肤，胶带的黏附性最好（图 10.59）。

½″ 微孔胶带或消毒条用于粘贴鼻子，但不是以传统的方式。此操作不需要在鼻尖下方缠绕一条胶带，以保持鼻尖抬高。事实上，是要在相反的方向对鼻子两侧施加一个张力。在将胶带贴在鼻锥体上的同时，要将鼻尖轻轻向下拉。

10.50　放置一个定制热塑性夹板，在宽的软组织释放区域施加足够的压力

由于鼻手术对软组织的释放程度，术后必须使用特殊的鼻夹板。一个只连接到被释放的鼻背皮肤上的小夹板是几乎无法控制的。事实上，如果夹板和鼻子上的胶带之间没有连接，夹板的效果会更好。夹板自身与底层皮肤的唯一连接部位是前额中央上方，这一部位在皱眉或眉毛抬高时不会移动。在那里放置一个 2 cm 长的 ½″ 微孔胶带，夹板将附着在其上。切下一层纸或薄衬垫，覆盖鼻锥体，防止夹板粘在胶带上（图 10.60）。切下的图样也可以用作从 Aquaplast 板上切割夹板的模板。

10.51　如何制作夹板

夹板是从 15 cm 宽的 Aquaplast 条上切下的。纸样用于判断夹板的宽度，并指示在何处进行斜切。在合适的地方折叠夹板，这样使延伸到前额的部分有 3 层厚。夹板被放在热水中软化同时自身黏附（图 10.61）。

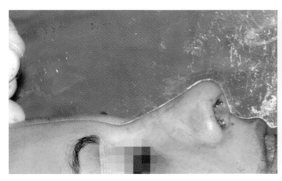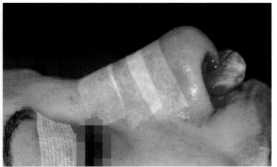

图 10.59 用模板检查鼻尖，并用胶带固定

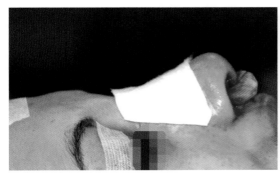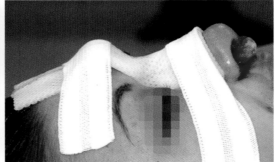

图 10.60 在定制 Aquaplast 夹板下方放置一薄层衬垫

将取自一卷巴黎石膏的塑料线轴放在眉毛上，湿润纸样并放在鼻子上，然后使用软化的夹板。把它压入前额的胶带中，用冰水湿润的纱布冷却，同时在鼻子上成型夹板（图 10.62）。当夹板冷却和硬化后，取下塑料线轴，然后用低过敏弹性胶带将夹板固定到位（图 10.63）。

10.52 用眼垫进一步减少瘀青

上眼垫并且缠有绷带，维持 4 小时，以限制眼睛周围的瘀青（图 10.64）。在鼻下方使用衬垫敷料，必要时进行更换。麻醉复苏后将患者转到苏醒病房然后再返回病房。

10.53 定制化 Aquaplast 鼻夹板的优点

定制 Aquaplast 夹板（图 10.65）之所以有效，有以下几个原因。
- 眉弓通过弹性带的张力产生更强的向后矢量。
- 眉弓在前额带的向上矢量和面颊带的向下矢量之间提供平衡。

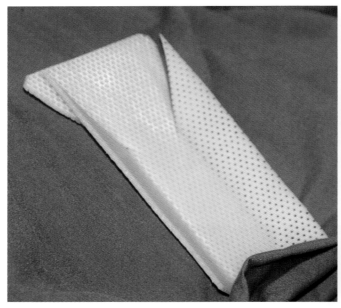
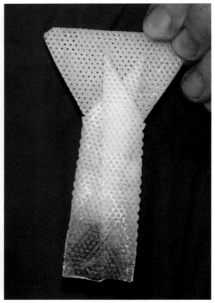

图 10.61　切开、折叠并固定在热水中的 Aquaplast

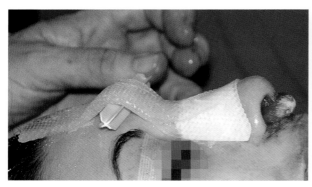
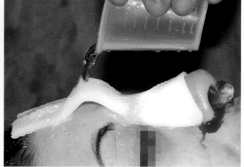

图 10.62　将热 Aquaplast 夹板放置在垫片上，然后用冷水冷却

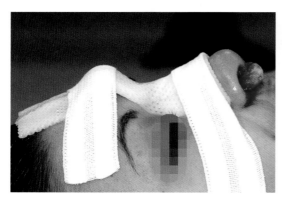
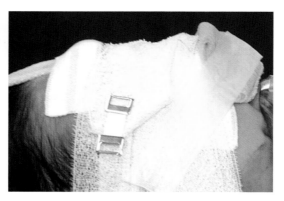

图 10.63　用胶带固定夹板　　　　　图 10.64　眼垫就位 4 小时

- 减少接触面积的夹板在鼻子上产生更大的压力。
- 将夹板固定在稳定的前额位置可减少夹板因眉毛运动而产生的运动。
- 如果出现肿胀，衬垫可使夹板向前滑动，然后在肿胀消退时向后滑动。
- 夹板很容易取下。
- 夜间佩戴夹板长达 6 周可减少次日早晨鼻子的肿胀。
- 如果要进行危险活动，患者可以白天佩戴夹板进行持续的鼻保护。

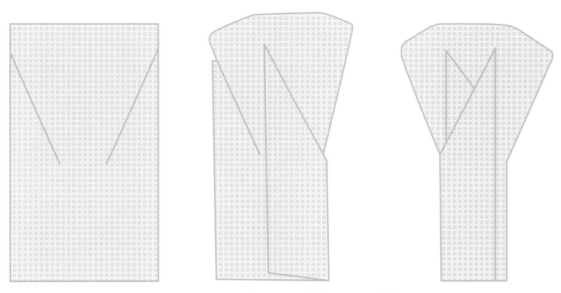

图 10.65　如何切割和折叠定制 Aquaplast 夹板

11

术后管理

Post-operation

11.1 术后管理流程

11.1.1 术后住院 2 天

患者留院 2 天，以便在出院前取出鼻内填塞物。然而，许多患者喜欢在术后第 1 天出院，并在第 2 天自己取出填塞物。应为他们提供一次性镊子。

11.1.2 眼垫保留 4 小时，鼻内填塞物保留 2 天

眼垫在术后前 4 小时内保持原位，以减少瘀斑。然后用冷敷来达到同样的目的。额外加垫枕头以抬高患者头部，进一步减少术后肿胀。

11.1.3 持续喷雾护理

包含一个油性喷雾器和一个盐水喷雾器的套件用于后续的鼻部冲洗。在澳大利亚，含维生素 E 的油性滴鼻剂和平衡盐水喷雾剂可用于手术后使用（图 11.1），类似的喷雾剂可能在其他国家也有。

11.1.4 1 周后取出鼻夹板

预约 1 周后回诊所取出鼻夹板。

11.1.5 2 周后取出鼻中隔夹板

如果判断鼻中隔中心不太稳定而留置了鼻中隔夹板，需要在 2 周后再次就诊将其取出。

11.1.6 重复使用鼻外夹板可以到术后 6 周

移除外部覆盖的定制化塑形外鼻夹板（图 11.2）是非常容易和无痛的。移除的外夹板需要交给患者继续夜间使用长达 6 周时间。

如有必要，可以将热塑性的夹板部分放在热水中，然后根据患者鼻子的变化情况将其重塑。这也可以由患者在接下来的几周内自行完成。外夹板由弹力胶布固定。

11.1.7 鼻尖处理

如果鼻尖用可吸收线做经前庭缝合缩小，那么缝线将预计在术后第 10 天左右断裂。需要指导患者经常捏住鼻尖，以保持鼻翼软骨边缘切口处于展开状态，防止圆顶状畸形的发生。

11.1.8 鼻中隔夹板最好 2 周后移除

Doyle 夹板（图 11.3）可在术后 1 周或 2 周取出，最好是后者。刚取出时患者的气道

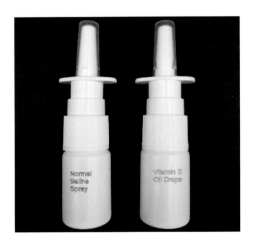

图 11.1 维生素 E 油性滴剂和生理盐水喷雾剂

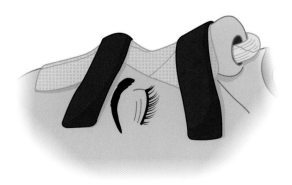

图 11.2 可塑性外鼻夹板

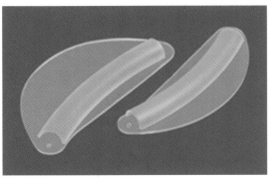

图 11.3 Doyle 夹板

会非常开放，医生应告诉他们这不是鼻子的自然状态。当黏膜开始肿胀并恢复其气温调节功能时，气道将不再像刚取出时那么开放。

11.1.9 术后随访

在 6 周时进行随访，因为可以告知患者在这个时候鼻子出现坚实的肿胀是正常的，患者可以放心，术后 3 个月大部分肿胀将消失，但不是全部。如果在术后 6 周的回访检查一切正常，最后的随访将被安排到 12 个月以后来复查并拍摄后续照片。然而不幸的是，很多患者并不会回来拍照。

11.2 术后结果

11.2.1 术后 2 个月结果

图 11.4a 和图 11.4b 是术前和术后的结果对照，照片的拍摄时间间隔不断增加。所有这些患者都仅有轻微的肿胀和瘀青，手术结果稳定，随时间变化不大。显然，保持皮肤与鼻尖软骨的连接，以及使用外鼻夹板对解剖过的组织提供足够的压力都限制了肿胀。

11.2.2 术后 4 周结果

如图 11.5、图 11.6a~c 和图 11.7。

11.2.3 术后 5 周结果

如图 11.8。

11.2.4 术后 6 周结果

如图 11.9。

11.2.5 术后 6 个月结果

如图 11.10。

11.2.6 术后 12 个月结果

如图 11.11~ 图 11.14。

11.2.7 术后 14 个月结果

如图 11.15a 和图 11.15b。

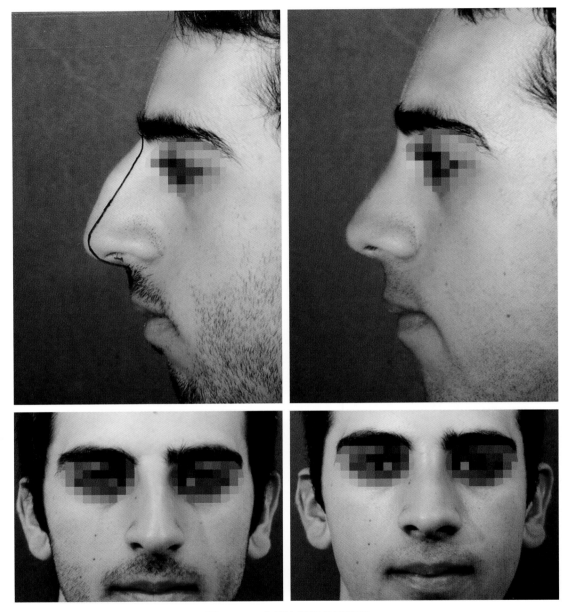

图 11.4a　术前计划和术后外观

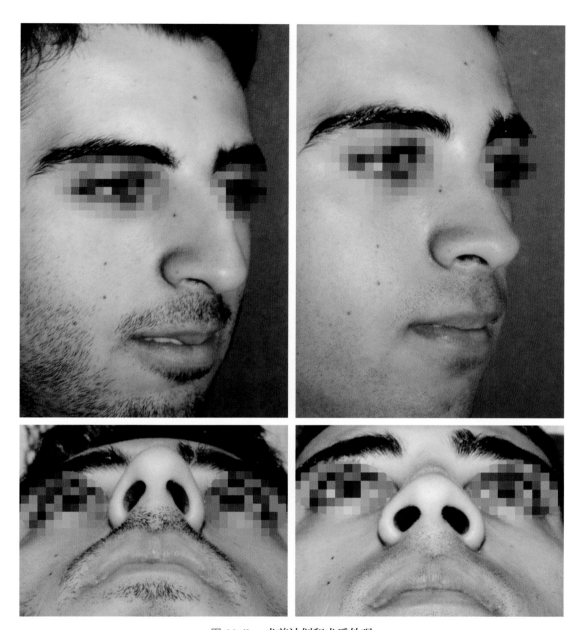

图 11.4b　术前计划和术后外观

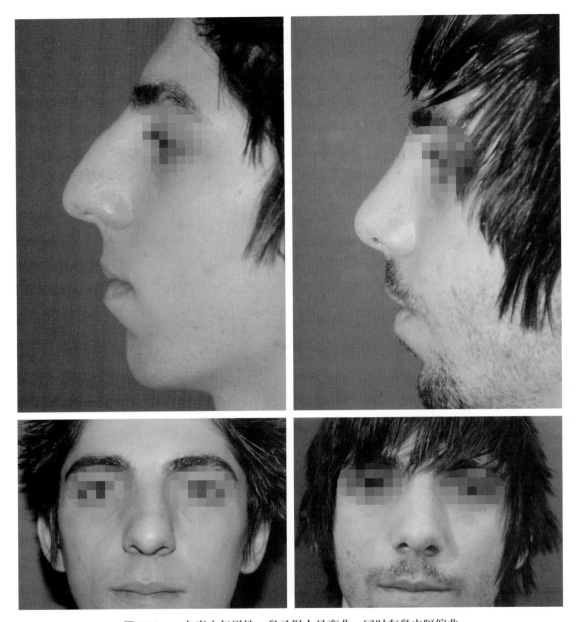

图 11.5　一名青少年男性，鼻子很大且弯曲，同时有鼻中隔偏曲

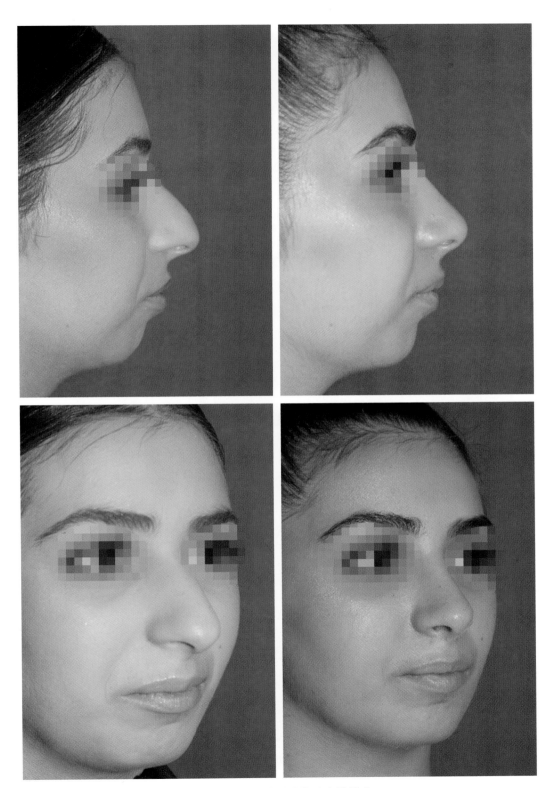

图 11.6a　鼻尖缩小上旋及鼻锥缩小

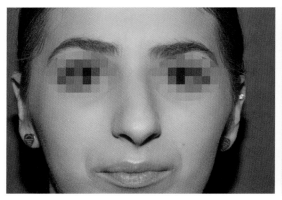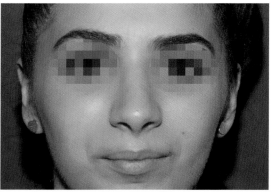

图 11.6b　鼻尖缩小上旋及鼻锥缩小

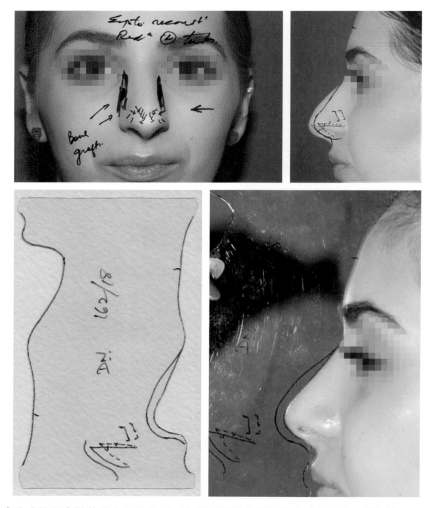

图 11.6c　鼻尖上旋和鼻锥体缩小术前的正面和侧面照片上都标注了手术设计。模板被用于和术后轮廓进行比较。注意，在这个早期阶段嘴唇轮廓是不贴合模板的，它将在 12 个月后才能贴合。出于这个原因，最好将模板紧贴到前额

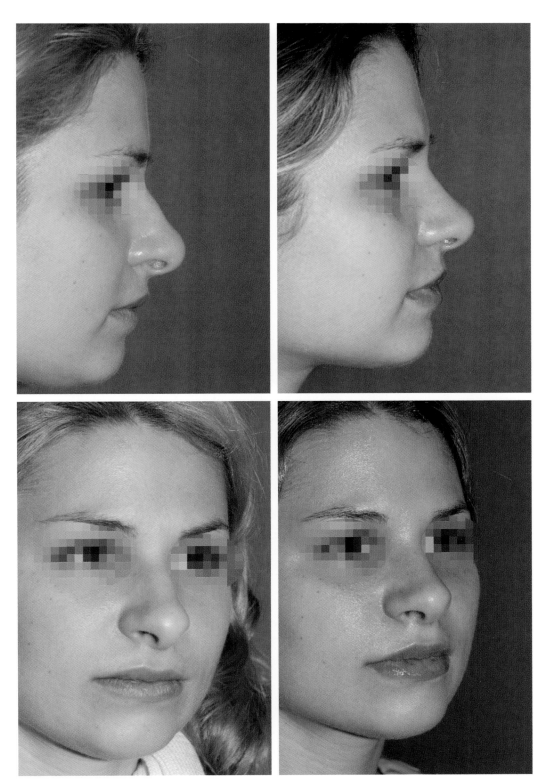

图 11.7　通过切除鼻中隔软骨尾端、鼻尖缩小和旋转，以及适度缩小鼻锥，以矫正鼻小柱突出

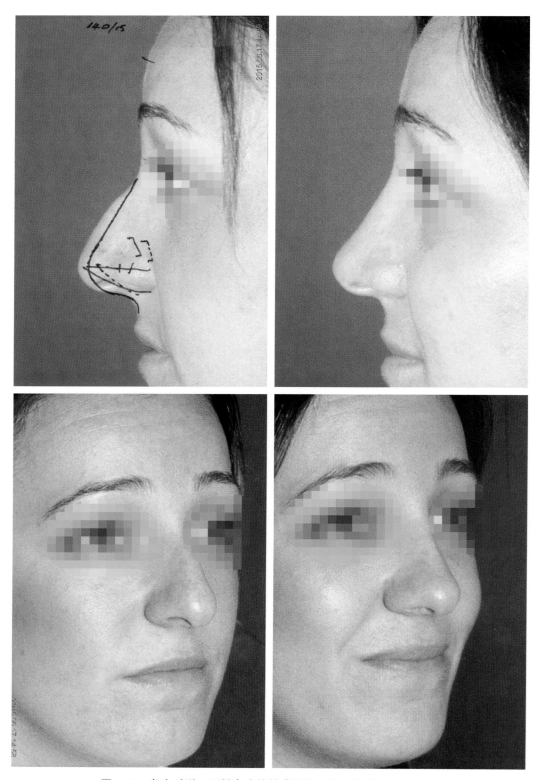

图 11.8 鼻尖后退，不做鼻尖旋转度调整，适度缩小过大的鼻锥

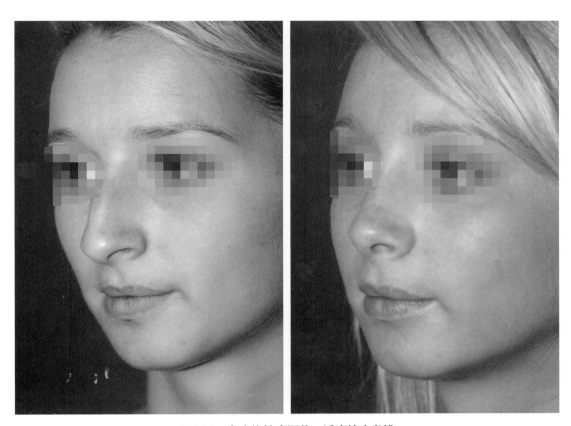

图 11.9 鼻尖旋转度调整，适度缩小鼻锥

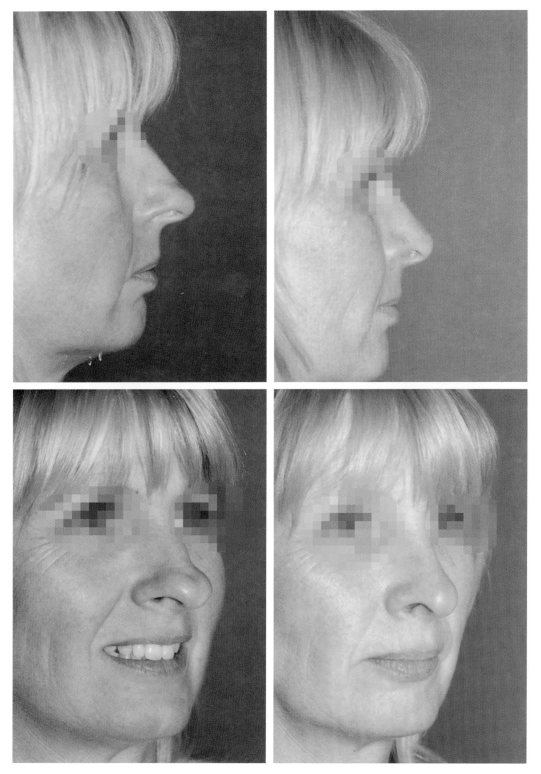

图 11.10　鼻尖缩小、轻微调整旋转度，适度缩小鼻锥

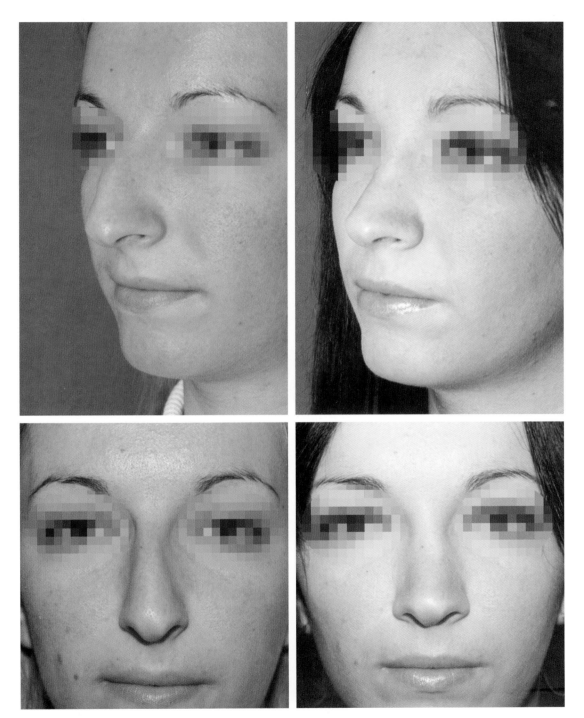

图 11.11 鼻中隔整形矫正鼻弯曲畸形和鼻塞

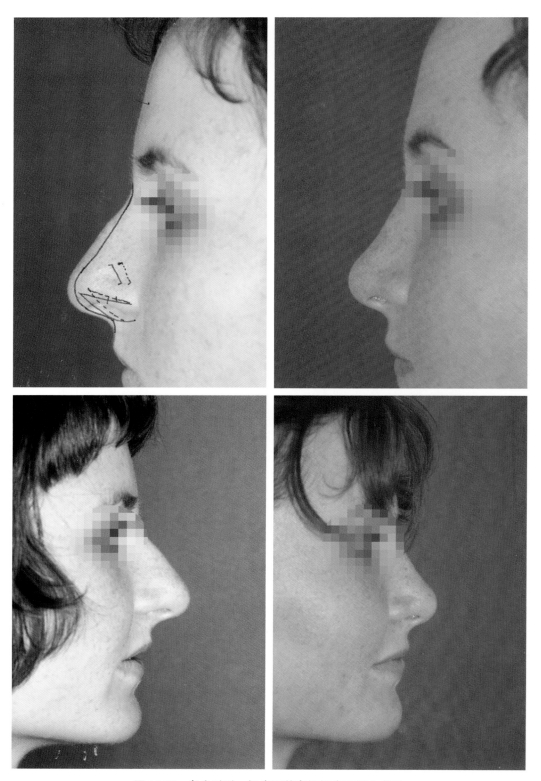

图 11.12　鼻尖后退，轻度调整鼻旋转度并缩小鼻锥

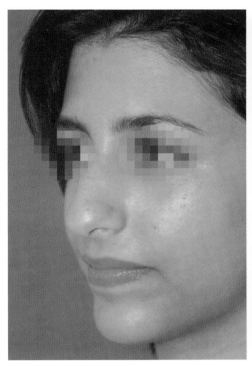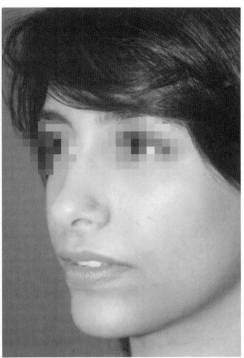

图 11.13　鼻尖和鼻锥缩小

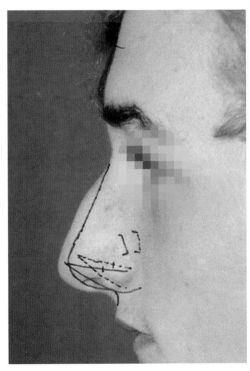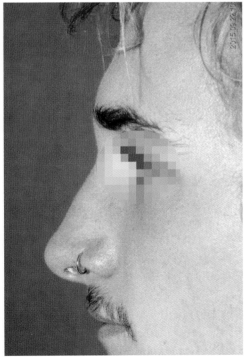

图 11.14a　鼻长度缩短，鼻尖旋转度调整和鼻锥缩小

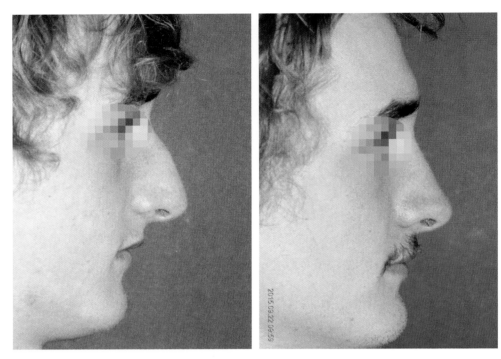

图 11.14a（续） 鼻长度缩短，鼻尖旋转度调整和鼻锥缩小

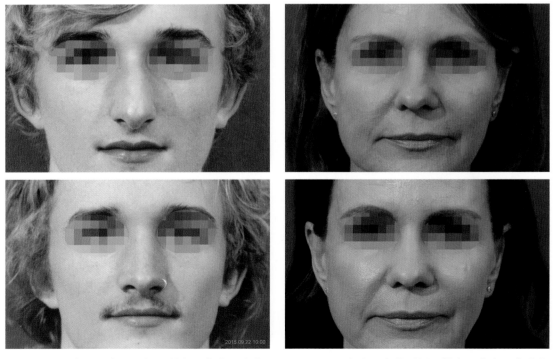

图 11.14b　鼻中隔鼻整形矫正外鼻及鼻中隔弯曲　　图 11.15a　鼻中隔鼻整形矫正外鼻、鼻中隔弯曲和
右侧鼻尖突出

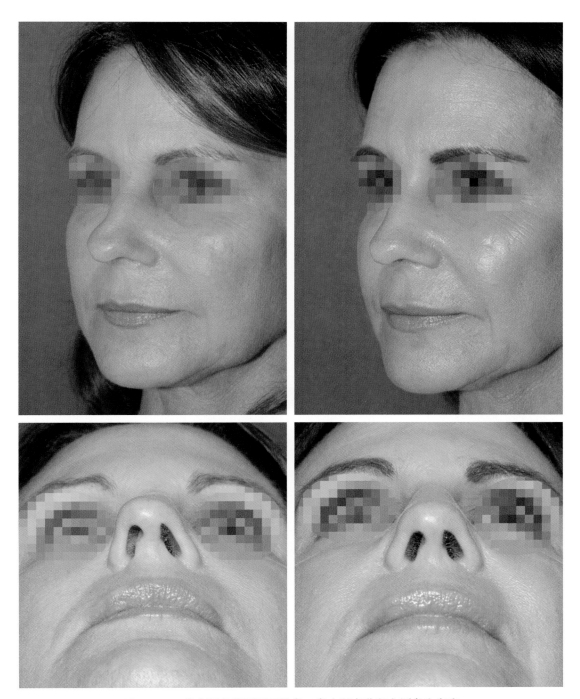

图 11.15b 鼻中隔鼻整形矫正外鼻、鼻中隔弯曲和右侧鼻尖突出

11.2.8 远期结果

如图 11.16a~d。

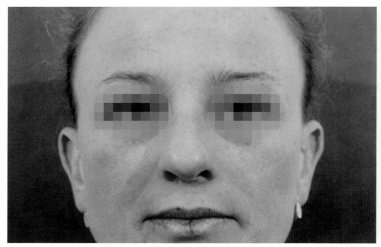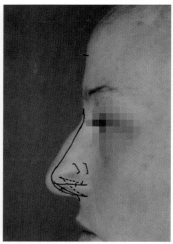

图 11.16a　鼻中隔鼻整形以矫正鼻背过宽、外鼻和鼻中隔偏曲

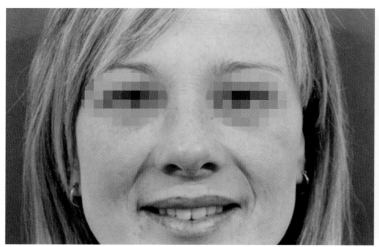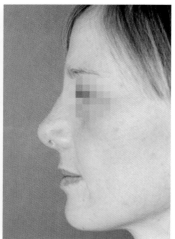

图 11.16b　术后第 6 周效果

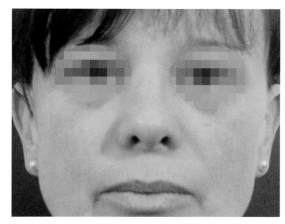
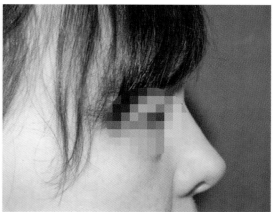

图 11.16c　术后第 6 年效果（上睑成形术前）

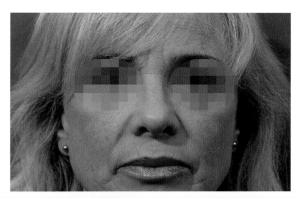

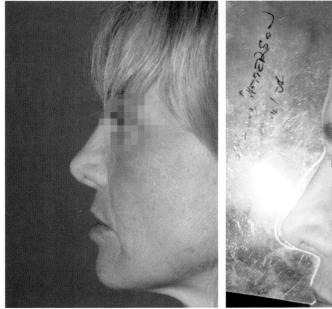
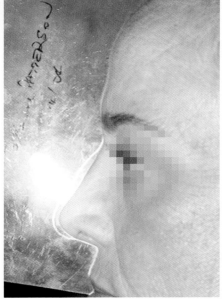

图 11.16d　术后 14 年半效果，侧面仍然完美契合术前设计的模板

12

30 年习得的经验

A 30 years Learning Experience

　　我对鼻部解剖认识的最重要转变与弹性袖带有关。最初，我会将袖带向后收一定的距离，这个距离是根据真人大小照片计算出的。术后 1 年及以上的随访过程中，通过对照模板发现，在有过紧张力的鼻子病例中造成了鼻背和鼻尖突出度减少。而如果我避免将弹性袖带向后推，情况就有改善。当然，如果鼻子张力不大而且有适宜的鼻尖突出度，则不在此列。这种情况只需要按照术前规划做弹性袖带的重新定位即可。

　　鼻中隔手术对我来说一直是个难题。紧挨犁骨上方的中隔软骨很薄，容易折断，这会使其呈现摇门状。而与筛骨垂直板相连的中隔软骨又很粗壮，所以矫正偏斜的鼻中隔也比较困难。沿着骨－软骨交界做软骨切开会造成中隔软骨塌陷，所以我设计了安全的软骨切开方法，这样被动员的软骨就可以固定在一个软骨投影上。至今为止，没有再发生软骨塌陷的问题。

　　鼻中隔偏曲复发对患者和我都造成了困扰。放置强有力的鼻中隔夹板至少 2 周就可以极大改善这一情况。而在过去，我会在术后第 6 天或第 8 天的术后随访中去除外鼻和鼻中隔夹板。另一项同样有帮助的方法是用上外侧软骨做支撑。我多次为其他医生的患者做二次手术调整，在一个这样的病例中，我发现了惊人的上外侧软骨冗余，尤其是在远端。我将上外侧软骨从鼻中隔分离后向下拉，于是它们向前推移了 5~6 mm。修剪冗余的软骨后将其带一定张力重新缝合到鼻中隔上，显著改善了鼻形，并且改善了鼻通气。

　　我无法理解为什么会沿着鼻背全长放置撑开移植物。鼻背键石区应该有足够的宽度，但是正常的鼻背远端应该是窄的。通过打开内鼻阀的前部来纠正气道问题的理念于我而言也毫无意义。因为空气分子必然是沿着最短和最宽的路线吸入鼻子，即靠近鼻子底部。呼出气则会经更靠前的通路，由内鼻阀前部呼出，但有鼻塞问题的患者并不表现为呼气障碍。